AF571496

Wichtiger Hinweis

Die Inhalte dieses Buches beruhen auf den praktischen Erfahrungen des Autors mit Hypnoseanwendungen und Psychotherapie im Zustand der Trance. Obwohl sich der Autor um größtmögliche Sorgfalt bemüht hat, können Fehler oder Missverständnisse in der Darstellung nicht vollkommen ausgeschlossen werden. Die therapeutische Arbeit mit Menschen sowie die Anwendung der Hypnose obliegen ausschließlich der Verantwortung des Hypnotiseurs. Es kann nicht ausgeschlossen werden, dass Teile dieses Buches falsch verstanden werden oder die Anwendung eines vorgestellten Verfahrens eine ungewünschte Reaktion beim Klienten bewirken kann. Eine Mitverantwortung des Autors besteht auch dann nicht, wenn unter Hinweis auf die Ausführungen dieses Buches mit einem Klienten gearbeitet wird.

Der Hypnosebaukasten

Textbausteine und Anleitungen

Der Hypnosebaukasten

Textbausteine und Anleitungen

ISBN: 978-3-8391-8109-6
Herstellung und Verlag:
Books on Demand GmbH, Norderstedt

Kontakt: www.praxissimon.de

Inhaltsverzeichnis

Vorwort

Viele Kursteilnehmer stehen nach ihrer Hypnoseausbildung vor der Frage, woher sie weitere geeignete Trancetexte oder Anleitungen für die Arbeit bekommen können. Das freie Formulieren fällt nicht jedem auf Anhieb leicht und bedarf tatsächlich einiger Übung. Glücklicherweise veröffentlichen inzwischen einige Hypnoseausbilder auch Texte in Büchern. Lange Zeit galten nämlich Suggestionstexte oder Fantasiereisen als Spezialistenwerk, das nur von langjährig erfahrenen Therapeuten formuliert oder vorgetragen werden sollte. Wer meine Bücher kennt oder schon einmal einen Kurs bei mir besucht hat, weiß, dass das Anwenden der Hypnose mit sehr viel Sorgfalt und Respekt vor der Methode gestaltet werden sollte, dass es jedoch viel weniger gefährlich ist als es immer noch häufig behauptet wird. Das vorliegende Buch ist eine weitere Hilfe für alle, die gerne mit Hypnose arbeiten, sich jedoch mit dem freien Formulieren noch etwas Zeit lassen möchten. Kombinieren Sie einfach die Texte des Baukastensystems zu Ihrer individuellen Hypnose. Sogar den therapeutischen Teil können Sie mit wenigen „Handgriffen“ für Ihre Klienten nutzen. Sie werden sehen, wie einfach das geht! Das Buch ist auf Anregung vieler Kursteilnehmer entstanden, denen ich für Ihre konstruktiven Hinweise auf diesem Weg danken möchte.

Ingo Michael Simon

Das Baukastensystem

Der Aufbau einer Hypnosesitzung

Der Aufbau einer Hypnosesitzung kann unterschiedlich beschrieben werden. Ich möchte Ihnen in diesem Buch einen einfachen und zugleich wirksamen Grundaufbau einer Hypnosesitzung anbieten. Dabei unterscheide ich folgende Abschnitte einer Hypnose.

1. Einleitung (Induktion)
2. Körperentspannung
3. Vertiefung
4. Anwendung
5. Ausleitung

Für jeden dieser Abschnitte einer Hypnosesitzung finden Sie in diesem Buch Texte, die sie ohne Vorbereitung einsetzen können. Für die Bereiche Einleitung, Körperentspannung, Vertiefung und Ausleitung habe ich jeweils 10 Varianten für sie aufgeschrieben. Sie können diese Bausteine zu unzähligen unterschiedlichen Hypnosen zusammenbauen. Alle Texte können miteinander kombiniert werden, und sie sind so geschrieben, dass sie einfach vorgelesen werden können. Selbstverständlich können sie die

Texte auch verändern, ergänzen oder umformulieren, um sie damit auf ihren Sprachgebrauch oder ihre speziellen Techniken anzupassen.

Der Anwendungsteil einer Hypnosesitzung ist der Teil, in dem die eigentliche therapeutische Intervention erfolgt. In diesem Teil geht es also darum, das Problem des Klienten anzusprechen bzw. einen Perspektivenwechsel zu ermöglichen. Hier ist es natürlich erforderlich, möglichst genau auf die Themen und Schwierigkeiten des Klienten einzugehen. Das kann durch fertige Textbausteine nur bedingt geleistet werden. Dennoch ist es mein Ziel, mit diesem Buch auch hierfür eine leicht umzusetzende Anleitung zu geben. Ich habe Ihnen daher vier Varianten zusammengestellt und diese so weit ausformuliert wie es möglich war. Ich habe dort Lücken gelassen und diese für sie deutlich markiert, wo sie die Schwierigkeiten oder Symptome ihres Klienten sowie seine Zielsetzungen und Zukunftsvisionen einbauen können.

Wenn Sie bereits einen Hypnosegrundkurs besucht haben und einige Male hypnotisiert haben oder auch zu den geübten Hypnotiseuren gehören, können sie den Ablauf der Hypnosesitzung natürlich auch auf ihren gewohnten Weg anpassen.

Die ersten drei Abschnitte der von mir beschriebenen Hypnose dienen vor allem der Herstellung eines stabilen Trancezustandes, der für therapeutische Zwecke im Bereich einer mittleren Trancetiefe liegen sollte. Mit den genannten fünf Schritten kommen sie ziemlich sicher zu der geeigneten Trancetiefe. Ich empfehle daher vor allem den Neueinsteigern der Hypnose, diese Reihenfolge einzuhalten. Machen sie für ihre eigenen Hypnosesitzungen gerne Kopien von diesen Texten, vor allem vom Anwendungsteil, in den sie dann hineinschreiben können. Ergänzen sie einfach einige Sätze für ihre Klienten. So vermeiden Sie das Blättern im Buch während der Sitzung.

Ich habe die Texte immer wieder durch Pünktchen unterbrochen … … Das soll dazu dienen … … den … … Rede … … fluss … … zu … … bremsen … … Geübte Therapeuten können auch in sehr schnellem Tempo sprechen und dabei eine Trance einleiten. Gerade am Anfang der Arbeit mit Hypnose jedoch ist die Fähigkeit und die Flexibilität der Modulation der Stimme und der Anwendung hypnotischer Sprachmuster meist noch nicht ausgeprägt genug, um mit einer schnellen Sprache eine Trance herzustellen. Das langsame Sprechen erleichtert den Weg in die Trance. Doch auch hier gilt: Probieren geht über Studieren! Mit der Zeit entwickelt jeder seinen eigenen Stil und seinen individuellen Weg.

Einleitungen

Starre Blickfixation

> ***Wirkungsweise:***
> *Durch Fokussierung der Blickrichtung auf ein nahe gelegenes Objekt entsteht Müdigkeit in den Augen und der Wunsch nach Entspannung.*
>
> ***Vorgehensweise:***
> *Daumen, Zeigefinger und Mittelfinger der rechten Hand an den Spitzen aneinander legen und ca. 20 Zentimeter vor die Augen des Klienten halten.*

Mach' es dir bequem und richte den Blick auf den Punkt zwischen meinen Fingern … … Konzentriere dich ganz darauf und fixiere meine Finger mit beiden Augen … … Vielleicht merkst du schon, wie der Hintergrund dabei langsam verschwimmt … … und dabei gehst du in eine schöne, angenehme Trance … …

… … Mit der Zeit werden die Augen müde … … vielleicht merkst du es schon … … ganz langsam wird eine angenehme Müdigkeit in deine Augen einkehren, sodass es viel angenehmer ist, sie einfach zu schließen … … Und sobald dein Gefühl Dir sagt, es wäre angenehmer, die Augen nun zu schließen … … kannst du sie einfach zumachen und dich ganz tief entspannen, wobei dein Unterbewusstsein sich ganz weit öffnet und dich bei allem unterstützt, was du erreichen möchtest … …

… … [Falls die Augen noch offen sind] … … Vielleicht schließt du jetzt einfach deine Augen und lässt das einmal auf dich wirken … …

… … Du wirst dann schon bald merken, dass es gut so ist, dass du viel besser entspannen kannst und dabei in eine schöne Trance gelangst … … So können deine Augen entspannen und du kannst in einen wunderschönen … … angenehmen Ruhezustand gehen … …

Bewegte Blickfixation

> ***Wirkungsweise:***
> *Durch Fokussierung der Blickrichtung auf ein Objekt, das sich den Augen nähert, entsteht Müdigkeit in den Augen und der Wunsch nach Entspannung.*
>
> ***Vorgehensweise:***
> *Daumen, Zeigefinger und Mittelfinger der rechten Hand an den Spitzen aneinander legen und ca. 20 Zentimeter vor die Augen des Klienten halten. Dann langsam auf den Kopf zu bewegen.*

Richte deinen Blick nun auf den Mittelpunkt zwischen meinen Fingern und konzentriere dich ganz darauf … … Nichts anderes ist nun wichtig, schau einfach auf meine Finger … … und schon bald wirst du bemerken, dass der Hintergrund allmählich verschwimmt … … Dabei fährt eine angenehme Müdigkeit in deine Augen … … und während meine Finger sich nun langsam auf deine Stirn zu bewegen, werden deine Augen müder … … und müder … … und deine Augenlider werden schwerer … … so als hingen kleinen Bleiplatten daran, werden sie langsam … … nach unten gezogen … … Das zeigt dir, dass dein Unterbewusstsein sich öffnet und du bereits auf dem Weg in eine angenehme Trance bist … … Je näher meine Finger kommen, umso mehr stellt sich das Gefühl ein, die Augen schließen zu wollen … …

… … Wenn du denkst, es wäre besser, die Augen zu schließen … … kannst du sie einfach zu machen … …

…[Falls die Augen noch offen sind] … … Versuch' einfach einmal, deine Augen nun zu schließen … …

… … So ist es gut … … Du spürst die Entspannung der Augen … … und kommst dabei zur Ruhe … … angenehm und bequem … …

Augenpendeln

> ***Wirkungsweise:***
> *Durch schnelle Bewegung der Augen bei ruhig gehaltenem Kopf ermüden diese rasch und das Gehirn wird in verschiedenen Bereichen stimuliert. Besonders geeignet zum Erzeugen von Bildern und Sinneseindrücken bei Trancereisen oder Rückführungen.*
>
> ***Vorgehensweise:***
> *Daumen, Zeigefinger und Mittelfinger der rechten Hand an den Spitzen aneinander legen und ca. 20 Zentimeter vor die Augen des Klienten halten. Dann in raschen Pendelbewegungen vor dem Kopf des Klienten hin und her bewegen.*

Nun lege dich erst einmal so richtig bequem hin und atme einige Male in aller Ruhe ein und aus … … Und nun richte deinen Blick auf den Punkt zwischen meinen Fingern und folge der Bewegung meiner Finger …

[Aus Sicht des Klienten nach links starten, mit weiten und zügigen Pendelbewegungen.]

… … hin und her und hin und her und hin und her *[immer im Rhythmus der Bewegung]* … und hin und her … … Bleibe mit deinem Blick auf meinen Fingern … … Vielleicht fragst du dich, ob deine Augen sich schon bald schließen werden … …

… … Und vielleicht fühlst du schon die Schwere und die Müdigkeit, die sich in den Augen einstellt … … Und während deine Augen weiter hin und her wandern … … hin und her, immer meinen Fingern folgend … … werden deine Augenlider langsam müde und schwer, wobei du in eine ganz tiefe Entspannung sinkst … …
… … Und wenn der Zeitpunkt gekommen ist, die Augen zu schließen, weil du denkst, dass das viel angenehmer und bequemer ist … … dann kannst du sie einfach schließen und geschlossen halten … … Sobald der richtige Zeitpunkt gekommen ist, die Augen zu schließen …

> *… [falls die Augen nicht geschlossen werden] … Nun schließe einfach einmal deine Augen und sinke in eine tiefe Entspannung … …*

So ist es gut … … Du kannst nun in einen wunderschönen Zustand der inneren Ruhe gehen … …

Farbtafel

> ***Wirkungsweise:***
> *Hier nutzen wir ein natürliches visuelles Phänomen des Farbensehens. Mit konzentriertem Blick auf den schwarzen Punkt einer Farbtafel entsteht von selbst ein Farbenspiel, das wie züngelnde Flammen aussieht sowie ein Farbwechsel der Komplementärfarben Rot und Grün. Blickfixierung auf den schwarzen Punkt ist Trance fördernd. Der Suggestionstext unterstützt die Fixierung. Die Tafel kann auch zur Selbsthypnose genutzt werden.*
>
> ***Vorgehensweise:***
> *Die Farbtafel in Größe A6 wird vom Klienten selbst gehalten (hochkant). Der Abstand zu den Augen sollte ca. 30 Zentimeter betragen. Eine Farbtafel zum Ausschneiden finden Sie am Ende des Buches. Farbtafeln können einfach selbst hergestellt werden, indem sie auf Karteikarten im Postkartenformat mit einem Farbdrucker ausgedruckt werden.*

Betrachte nun diese Farbtafel und halte sie etwa 30 Zentimeter vor deine Augen … … So, dass du sie gut und bequem festhalten kannst … … Gut so … … Und nun richte deinen Blick auf den schwarzen Punkt in dem roten Feld … … Bleibe die ganze Zeit über mit deinem Blick auf genau diesem Punkt … … Fixiere ihn und warte in aller Ruhe und Entspanntheit ab, was passieren wird … …

… … Vielleicht siehst du schon, dass dieser schwarze Punkt sich langsam verändert … … Wenn du immer darauf schaust, wirkt er nicht mehr so dunkel und es beginnt sich allmählich, ein leuchtendes, hellrotes Licht um ihn herum zu bewegen … … Wie kleine Flammen sieht es aus, die um ihn herum wandern … … Bleibe mit deinem Blick immer auf dem schwarzen Punkt … … Die Flammen beginnen schon bald hin und her zu wandern … … nach rechts oder links … … Lass es einfach auf dich wirken und genieße dieses Schauspiel der Farben … … Vielleicht bemerkst du auch, dass der schwarze Punkt sich warmrot färbt … … Manchmal verschwindet er auch kurz und taucht dann wieder auf … … Und die Umgebung des Raumes tritt dabei ganz in den Hintergrund … … Alles verschwimmt um dich herum … … Das ist ein gutes Signal, denn es stellt sich eine schöne tiefe Entspannung und eine wunderschöne Trance dabei ein … … Das rote Feld wechselt manchmal seine Farbe und wird grau … … dann wieder rot und manchmal sogar grün … … Die Ränder leuchten manchmal stärker auf, dann wieder sehen sie dunkel aus, wie schwarze Ränder … … Du gleitest in eine schöne tiefe Entspannung … … Vielleicht möchtest du irgendwann die Augen schließen … … dann schließe sie einfach und lege die Tafel weg … …

5-3-1-Einleitung

> ***Wirkungsweise:***
> *Diese Einleitung enthält in jedem Textblock fünf einzelne Aussagen. Zunächst sind vier vom Klienten überprüfbare Aussagen zu hören, die innerlich bejaht werden. Die fünfte Aussage ist eine Trancesuggestion, die aufgrund des viermaligen Zustimmens tendenziell angenommen wird. Im zweiten Block sind es dann drei überprüfbare Aussagen und zwei Trancesuggestionen und so weiter.*
>
> ***Vorgehensweise:***
> *Der Klient kann die Augen von Anfang an schließen und sich den vorgetragenen Text anhören. Bauen Sie „Störgeräusche" unmittelbar ein. Sie werden als richtige Aussage vom Klienten bejaht. „Du hörst das Hupen eines Autos auf der Straße".*

Während du die Liege unter deinem Körper fühlen kannst und spürst, wie weich der Untergrund sich anfühlt, kannst du gleichzeitig das Licht hier im Raum durch die geschlossenen Augen noch leicht wahrnehmen, und du kannst die Musik hören, die im Hintergrund läuft und dabei sinkst du in eine schöne, angenehme Entspannung … …

… … Unter deinem Kopf bemerkst du das Kopfkissen, und wenn du darauf achtest, kannst du wahrnehmen, wie dein Atem ein- und ausströmt. Dabei hebt und senkt sich dein Brustkorb, und du hörst meine Stimme laut und deutlich, wobei du immer weiter entspannst und ganz tief hinab sinkst … …

… … Wenn du dich auf die Haut deines Gesichtes konzentrierst, kannst du ein Gefühl für die Temperatur hier im Raum entwickeln, und unter deinen Händen fühlst du die weiche Wolldecke, während du ganz tief entspannst und immer tiefer und tiefer sinkst und in eine schöne Trance gehst … …

… … Du kannst deinen Atem spüren und ihn gleichzeitig hören, und während das geschieht, sinkst du immer tiefer hinab, wobei du alles loslässt und einfach vertraust und eine schöne tiefe Trance erreichst … …

… … Dein Unterbewusstsein kennt den Weg in eine tiefe Trance. In deinem Tempo gleitest Du hinab, dabei entspannt sich dein Körper immer mehr, und alles fällt von dir ab, und du gelangst immer tiefer und tiefer … …

Die Lieblingsblume

> ***Wirkungsweise:***
> *Die Aufmerksamkeit und Konzentration des Klienten wird mit dieser Einleitungstechnik fokussiert. Ohne Ermüdung der Augen wird der gleiche Effekt erreicht wie bei einer Blickfixation.*
>
> ***Vorgehensweise:***
> *Der Klient kann die Augen von Anfang an schließen und mit geschlossenen Augen der Stimme des Therapeuten folgen.*

Schließe deine Augen und mach es dir bequem … … Gönne dir zunächst etwas Ruhe … … Und dann stell dir eine schöne Blume vor, die schönste, die du dir vorstellen kannst. Stell sie dir genau vor und richte deinen inneren Blick direkt auf diese Blume … … vielleicht deine Lieblingsblume … … vielleicht auch eine Blume, die es gar nicht gibt … … Wähle eine Farbe dafür … … Und dann schau immer auf diese Blume … … Nur das ist jetzt wichtig … … Du schaust immer auf diese Blume … … direkt auf diese Blume … … Und dabei dreht sich dein Blick nach innen … … und du kommst zur Ruhe … … und Schritt für Schritt kannst du entspannen … … einfach, indem du auf diese Blume schaust … … immer nur auf diese eine Blume … … Dein Blick dreht sich immer mehr nach innen … … und du kommst immer mehr zur Ruhe … …

… … vielleicht spürst du schon die Entspannung … … Sie bereitet sich langsam in dir aus … … und du richtest deinen Blick immer noch auf diese eine Blume … … Du siehst die Blütenblätter … … Du erkennst die Farbe … … Wenn du es willst, kannst du nun Schritt für Schritt in eine schöne innere Ruhe gehen … … Immer tiefer und tiefer … … so tief, wie du willst … … Und um nun noch tiefer in die Entspannung zu gehen, kannst du das Bild der Blume ausblenden … …

Die Sanduhr

> ***Wirkungsweise:***
> *Die Aufmerksamkeit und Konzentration des Klienten wird mit dieser Einleitungstechnik fokussiert. Ohne Ermüdung der Augen wird der gleiche Effekt erreicht wie bei einer Blickfixation.*
>
> ***Vorgehensweise:***
> *Der Klient kann die Augen von Anfang an schließen und mit geschlossenen Augen der Stimme des Therapeuten folgen.*

Schließe die Augen und mach es dir nun bequem … … Finde die richtige Position, so dass du denkst, bequemer könntest du nicht liegen … … Und nun stell dir einmal vor, du siehst eine Sanduhr … … Die Sanduhr ist mit weißem Sand gefüllt … … Und der Hintergrund ist schwarz … … Der Sand befindet sich in der oberen Hälfte der Sanduhr … … Und langsam … … ganz langsam … … beginnt der Sand zu rieseln … … Dieser weiße … … feine Sand … … rieselt ganz langsam von oben nach unten … … von der oberen Hälfte der Sanduhr ganz langsam in die untere Hälfte der Sanduhr … … Ein ganz feiner … … weißer Sand … … rieselt durch diese Sanduhr … …Und du schaust es dir an … … Dein Blick dreht sich dabei nach innen … … immer weiter nach innen … … Und mit jedem Sandkörnchen, das langsam von oben nach unten fällt …

… entspannst du dich ein bisschen tiefer … … Mit jedem Sandkörnchen kannst du etwas loslassen … … mit jedem einzelnen Sandkörnchen … … Schau immer auf diese Sanduhr … … Feiner, weißer Sand vor einem schwarzen Hintergrund … … Er rieselt und rieselt … … und rieselt … … Ganz leise und ganz sanft … … rieselt der Sand durch die Sanduhr … … von oben nach unten … … Und immer mehr von dem feinen, weißen Sand sammelt sich am Boden der Sanduhr … … Alles rieselt von oben nach unten … … und dein Blick dreht sich immer weiter nach innen … …

Einleitung durch Atmung

> ***Wirkungsweise:***
> *Durch Konzentration auf die Atmung wird die innere Perspektive auf den Vorgang der Entspannung gerichtet.*
>
> ***Vorgehensweise:***
> *Es kommt darauf an, die Atmung des Klienten zu verlangsamen. Immer wenn das Ausatmen des Klienten angesprochen wird, sollte dies dem tatsächlichen Vorgang seiner Atmung entsprechenden. Durch das Verlangsamen bzw. „Ziehen" in der Sprache wird eine längere und tiefere Atemphase provoziert.*

Finde zunächst einmal die richtige Position … … Mach es dir so richtig bequem … … Gönne dir diese Gemütlichkeit … … Dann schließe einfach deine Augen … … So wird es dann noch viel bequemer … … Und nun achte auf deine Atmung … … Atme ruhig und gleichmäßig … … Und komm dabei zur Ruhe … … Vielleicht weißt du ja, dass deine ruhige Atmung zur Entspannung führt … … Wenn du also in aller Ruhe weiter atmest … … kommst du auch automatisch in eine schöne innere Ruhe … … Du atmest ein und aus … … ein und aus … … Immer wenn du ein atmest, nimmst du Sauerstoff und Energie auf … … Und immer wenn du aus atmest, entspannst du tiefer … …

und kannst dabei etwas loslassen … … Mit jedem Atemzug kannst du etwas loslassen … … mit jedem einzelnen Atemzug … … Du atmest aus und lässt dabei alle Pflichten los … … Du atmest aus und lässt dabei alle Gedanken los … … Du atmest aus und lässt dabei alle Ziele los … … Du atmest aus und kommst dabei zur Ruhe … … Und mit jedem Atemzug kannst du mehr entspannen … … immer tiefer und tiefer … … so tief wie du es willst … … Und langsam gleitest du hinab … … In einen Zustand der Ruhe, die immer angenehmer und angenehmer wird … … vielleicht merkst du schon das es ruhiger in dir wird … … lass einfach los und lass es noch ruhiger werden … … in aller Ruhe … … in deiner Geschwindigkeit … … in deinem Tempo … …

Die Schaukel

> ***Wirkungsweise:***
> *Durch einen Pendelbewegungen des inneren Blickes bei geschlossenen Augen entsteht tendenziell das Gefühl eines Schaukelns. Die Schaukelbewegung überträgt sich auf den Körper, was zu minimalen Bewegungen führt und beruhigend wirkt.*
>
> ***Vorgehensweise:***
> *Der Klient kann sich bequem hinlegen und die Augen schließen. Es genügt, wenn er sich auf die Stimme des Therapeuten konzentriert.*

Du machst es dir bequem und kannst deine Augen schließen … … Nun kannst du zur Ruhe kommen … …Gleichzeitig kannst du dir in deiner Fantasie, in deiner unbegrenzten Kreativität auch Bilder vorstellen … … Vielleicht wie in einem Traum oder so wie du es von deinen Gedanken kennst, wenn du dir vorstellst, wie etwas sein könnte … … oder sein sollte … … Sicherlich hast du dir schon oft vorgestellt, was du einmal machen willst … … oder was du einmal erleben willst … … Vielleicht hast du dich schon einmal auf einen Urlaub gefreut und dir dann vorgestellt, wie du am Strand sitzt oder in einem Straßencafé … … Also kannst du jetzt an einen Ort gehen, den du dir vorstellen kannst … … einfach so in deiner Fantasie … … Das ist ganz leicht … …

… … leichter als viele glauben … … Also stell dir nun einmal vor, du stehst auf einer schönen großen Wiese und mitten auf dieser Wiese steht ein riesiger Baum … … vielleicht eine Eiche … … mit einem dicken Stamm und dicken Ästen … … Schau ihn dir an … … An einem dicken Ast hängt eine Schaukel, mit ganz langen Seilen … … Und du selbst sitzt auf dieser Schaukel … … Du kannst dir zuschauen, wie du anfängst zu schaukeln … … ganz weit … … hin und her … … hin und her … … hin und her … … Es geht wie von selbst … … Die Schaukel pendelt einfach hin und her … … und hin und her … … Und du kommst dabei zur Ruhe … … einfach so, weil du es dir vorstellen kannst … … Du siehst dich selbst auf dieser Schaukel … … Du schaukelst hin und her … … hin und her … … und hin und her … … Und dabei wird es schon ruhiger in dir … … Schritt für Schritt immer ruhiger … … mit jeder Bewegung hin und her … … immer, immer ruhiger … …

Ping-Pong

> ***Wirkungsweise:***
> *Durch einen Pendelbewegungen des inneren Blickes bei geschlossenen Augen entsteht tendenziell das Gefühl eines Schaukelns. Die Schaukelbewegung überträgt sich auf den Körper, was zu minimalen Bewegungen führt und beruhigend wirkt.*
>
> ***Vorgehensweise:***
> *Der Klient kann sich bequem hinlegen und die Augen schließen. Es genügt, wenn er sich auf die Stimme des Therapeuten konzentriert.*

Finde zunächst einmal die beste Position, sodass du dich wohl fühlst … … Mach es dir auf der Unterlage bequem … … Mach es dir auch innerlich bequem … … Mit geschlossenen Augen ist das einfach … … Wenn wir uns Ruhe gönnen, schließen wir ja auch die Augen … … Wenn wir dann einschlafen, beginnen wir schon bald zu träumen … … Wir sehen dann Traumbilder … … Aber auch in unserer Fantasie können wir uns Bilder vorstellen … … Auch das ist ganz leicht … … Du kannst dir zum Beispiel einen Pingpong-Ball vorstellen … … Einen kleinen weißen Ball, der hin und her springt … … nach links - nach rechts … … nach links - nach rechts … …

nach links - nach rechts … … Und du schaust immer auf diesen Ball … … als Zuschauer eines Pingpongspiels … … Vielleicht sagst du auch eher Tischtennis dazu … … Früher nannte man das Pingpong … … weil der Ball hin und her springt … … links - rechts … … links - rechts … … Ping - Pong … … links - rechts … … Ping - Pong … … Dein Blick folgt dem Ball, nach links nach rechts … … nach links nach rechts … … nach links nach rechts … … Deine Augen folgen diesen Ball … … links - rechts … … Ping - Pong … … Ping - Pong … … Und du kannst dich dabei entspannen … … Während der Ball hin und her springt, sinkst du tiefer und tiefer … … immer tiefer … …

Körperentspannung

Einfache Körperentspannung

> ***Wirkungsweise:***
> *Durch einfache Aufforderung, verschiedene Körperbereiche zu entspannen, stellt sich ein ruhigerer Zustand ein, der die Trance fördert*
>
> ***Vorgehensweise:***
> *Der Text wird langsam vorgetragen, sodass der Klient jeweils etwas Zeit hat, die eintretende Entspannung auch zu spüren.*

Konzentriere dich auf meine Stimme … … Wir gehen gedanklich einmal an deinem Körper entlang, wobei dein Körper immer mehr zur Ruhe kommt. Wir beginnen am Kopf … … Entspanne deine Stirn … … Entspannen deine Augen … … Entspanne dein ganzes Gesicht … … Und mit der Entspannung deiner Stirn und deiner Augen und deines Gesichtes sinkst du immer tiefer und tiefer hinab, in einen wunderschönen Zustand der Trance … … Entspanne deinen Nacken und entspanne deine Schultern … … Dein Unterbewusstsein hilft dir dabei und entspannt den gesamten Bereich zwischen deinem Nacken und deinen Schultern … … Und auch mit dieser Entspannung deines Körpers sinkst du tiefer und tiefer hinab … … Vielleicht fragst du dich, welche Seite deines Körpers schneller entspannen wird, die rechte oder die linke

… … Möglicherweise entspannen sich auch beide Seiten gleich schnell … … Entspanne deine Arme … … zunächst die Oberarme und dann die Unterarme … … So entspannt sich ein immer größerer Teil deines Oberkörpers und dich bringt das tiefer in eine wunderschöne Trance … … Entspanne deine Hände … … Jeder einzelne Finger entspannt sich dabei … … und mit der Entspannung der Finger sinkst du tiefer und tiefer hinab … … Entspanne deinen Rücken … … von oben nach unten … … Zentimeter für Zentimeter … … für Zentimeter … … Mit jedem Zentimeter entspannt sich dein Rücken mehr, und mit jedem Zentimeter der Entspannung sinkst du ein Stück tiefer in Trance … … Zentimeter für Zentimeter … … für Zentimeter … … Entspanne deinen Bauch … … Dein ganzer Oberkörper entspannt sich immer mehr und mit dieser Entspannung sinkst du ganz tief … … in einen wunderschönen, ruhigen Zustand der Trance … … Entspanne dein Becken … … entspanne deine Beine … … die Oberschenkel und auch die Unterschenkel … … Und mit der Entspannung deines Beckens und deiner Beine gleitest du sanft und ruhig in eine schöne tiefe Trance … … Entspanne deine Unterschenkel … … entspanne deine Füße bis ganz, ganz tief in die Zehenspitzen … … Und dabei trägt es dich immer tiefer … … und tiefer hinab … …

Körperatmung

> ***Wirkungsweise:***
> *Bei dieser Technik handelt es sich um eine Fantasiereise durch den Körper des Klienten. Es stellt sich ein Gefühl der inneren Leichtigkeit ein.*
>
> ***Vorgehensweise:***
> *Der Text wird langsam vorgetragen, sodass der Klient jeweils etwas Zeit hat, die eintretende Entspannung auch zu spüren.*

Zur Unterstützung deiner inneren Ruhe und zur immer tieferen Entspannung, machen wir eine Reise durch deinen Körper … … Du kannst einmal auf deine Atmung achten und spüren, wie dein Atem ein- und ausströmt … … ein und aus … … Und du kannst dir vorstellen, wie deine Atemluft durch die Nase über die Luftröhre zur Lunge strömt und wieder zurück … … In deiner Fantasie kannst du dir aber auch etwas anderes vorstellen … … Du kannst dir zum Beispiel vorstellen, dass du deine Atemluft lenken könntest, mit der Kraft deiner Gedanken … … Immerhin ist es deine Atmung. Wer sonst könnte sie also beeinflussen oder lenken? … … Du stellst dir also jetzt einmal vor, dass du deinen Atem in deine Armen lenken kannst … … Du atmest ein und stellst dir vor, wie die Atemluft bis ganz tief in die Arme strömt … … zu den Händen,

bis in die Finger hinein … … Und beim Ausatmen fließt die Luft wieder sanft und geschmeidig zurück und über die Nase nach draußen … … Dabei entspannen sich deine Arme ganz von selbst … … Und mit dieser Entspannung der Arme gehst du in diesen Zustand der inneren Ruhe … … immer tiefer … … mit jedem Atemzug tiefer … … Und nun konzentrierst du dich auf den Kopf … … Du kannst nun beginnen, in deinen Kopf hinein zu atmen … … Diese Vorstellung ist ziemlich leicht. Du spürst sowieso die Atemluft durch deine Nase ein- und ausströmen … … Und du kannst dir auch vorstellen, dass du in deinen Kopf hinein atmen kannst … … So kann sich auch dein Kopf entspannen … … Und du gehst schon tiefer in deine Ruhe hinein … …
… … Dann atmest du in deinen Oberkörper hinein … … Du stellst dir vor, wie die Atemluft den ganzen Oberkörper durchströmt … … Und alles entspannt sich … … Dein Bauch entspannt sich … … Dein Rücken entspannt sich … … Und du kommst immer tiefer in diesen schönen Zustand der inneren Ruhe und Gelassenheit … … Mit jedem Atemzug wird es etwas ruhiger in dir … … Nun atmest du in die Beine … … Mit tiefen Atemzügen lässt du die Luft bis ganz tief in deine Beine strömen … … Stell dir einfach vor, deine Beine wären innen hohl … … Du atmest bis zu den Füßen hinunter … … Und dann wieder zurück zur Nase und nach draußen … … So entspannen sich auch deine Beine und du kommst immer mehr zur Ruhe … …

Die Energiekugel

> ***Wirkungsweise:***
> *Bei dieser Technik handelt es sich um eine Fantasiereise durch den Körper des Klienten. Es stellt sich ein Gefühl der inneren Leichtigkeit ein.*
>
> ***Vorgehensweise:***
> *Der Text wird langsam vorgetragen, sodass der Klient jeweils etwas Zeit hat, die eintretende Entspannung auch zu spüren.*

Damit du dich besser entspannen kannst, helfe ich dir zunächst einmal dabei in einen schönen körperlichen Entspannungszustand zu kommen ... ... Atme zunächst einmal in aller Ruhe ein und aus ... ... ein und aus ... ... ein und aus ... ... Und nun stell dir vor, in deinem Körper wäre eine Energiekugel ... ... eine kleine leuchtende Kugel, vielleicht zu groß wie ein Tennisball ... ... Diese Kugel besteht aus purer Energie ... ... Sie leuchtet rot ... ... Sie strahlt nach allen Seiten, wie eine kleine Sonne ... ... Diese Kugel ist angenehm warm ... ... Sie schenkt deinem Körper Kraft und Energie und gleichzeitig entspannt sie ihn ... ... Die Kugel befindet sich in deinem Bauch ... ... Sie fängt an zu rotieren ... ... Sie dreht sich und dreht sich ... ... immer schneller und schneller ... ... Und dabei leuchtet sie immer kräftiger und kräftiger ... ... Wärme strömt dabei durch deinen Körper … … Vielleicht spürst du es schon … … Vielleicht aber spürst du es auch erst etwas später … … Und nun bewegt sich diese Kugel durch deinen Körper … … Sie rotiert um ihre eigene Achse und gleichzeitig rollt sie durch deinen Körper … … Zuerst rollt sie von deinem Bauch aus in deinen Kopf hinein … … Und dort dreht sie sich und schenkt deinen Gedanken Ruhe … … Gleichzeitig strömt diese Wärme durch deinen Kopf … … Und du sinkst dabei in eine schöne tiefe Entspannung … … Die Kugel rollt in deine rechte Schulter … … Und weiter in deinen rechten Arm hinein … … Dabei entspannen sich deine Schulter und auch dein Arm … … Und du gehst tiefer in eine schöne Trance … … Die Kugel rollt weiter über die linke Schulter in den linken Arm hinein … … Auch diese Seite entspannt sich … … Von dort aus rollt die Energiekugel zurück in deinen Bauch … … Dein ganzer Oberkörper wird nun von Wärme durchströmt … … Und du kannst dich dabei immer tiefer entspannen … … immer tiefer und tiefer … … Diese angenehme, warme Kugel aus Energie rollt nun in dein rechtes Bein … … bis hinunter in deinen Fuß … … Und mit der Entspannung deines rechten Beines und deines rechten Fußes gehst du tiefer in diesen inneren Zustand einer wunderschönen Ruhe hinein … … Schließlich rollt die Energiekugel auch in dein linkes Bein hinein … … bis zum linken Fuß … … Auch diese Seite entspannt sich immer tiefer und tiefer … … tiefer und tiefer … …

Entspannungswunsch

> ***Wirkungsweise:***
> *Durch einfache Aufforderung, verschiedene Körperbereiche zu entspannen, stellt sich ein ruhigerer Zustand ein, der die Trance fördert*
>
> ***Vorgehensweise:***
> *Der Text wird langsam vorgetragen, sodass der Klient jeweils etwas Zeit hat, die eintretende Entspannung auch zu spüren.*

Nun helfe ich dir dabei, dich tiefer zu entspannen … … Dabei kommt es vor allem auf die Beruhigung deines Körpers an … … Vielleicht wusstest du ja, dass körperliche Entspannung und innere Ruhe Hand in Hand gehen … … Wenn also dein Körper zur Ruhe kommt, dreht sich auch automatisch dein Blick nach innen … … und es wird ruhiger in dir … … Vielleicht fragst du dich ja, wie das am besten geht, dass dein Körper entspannen kann … … Wahrscheinlich ist es leichter als du denkst … … Dein Körper kann nämlich entspannen, indem du es dir wünschst … … Wenn du dir jetzt zum Beispiel wünschst, dass deine Schultern entspannen sollen, dann geschieht das auch … … Du kannst es ausprobieren … … Wünsch dir einfach, dass deine Schultern sich entspannen sollen … … und schon geschieht es so … …

… … Vielleicht spürst du es ja schon … … Vielleicht auch erst etwas später … … Mach einfach weiter … … Formuliere den inneren Wunsch, dein Körper solle sich entspannen … … Wünsch dir, dass sich deine Arme entspannen … … auch die Hände und natürlich auch die Finger … … und mit jeder Entspannung deines Körpers gehst du tiefer in diese wunderschöne innere Ruhe hinein … … Wünsch es dir einfach … … Wenn es dir lieber ist, kannst du es auch befehlen … … Immerhin gehört dein Körper dir … … Sage also deinem Körper, dein Oberkörper soll sich nun entspannen … … dein Bauch … … dein Rücken … … die Wirbelsäule … … Und wenn du einfach ein bisschen wartest, spürst du es auch … … Alles entspannt sich, weil du es so willst … … weil es dein Wunsch ist … … weil es dein Befehl an deinen Körper ist … … Alles geschieht so, wie du es willst … … Deine Beine sollen sich nun entspannen … … die Oberschenkel … … die Unterschenkel … … und auch die Füße sollen sich entspannen … … Und du kannst dabei in eine angenehme Ruhe gehen … … immer tiefer, wenn du es so willst..… …

Körperteile spüren

> ***Wirkungsweise:***
> *Die Aufmerksamkeit des Klienten wird auf einzelne Körperteile gelenkt .In der bildhaften Vorstellung wechseln sich Aufmerksamkeit und Ignorieren einzelner Bereiche ab, sodass eine ähnliche Wirkung wie bei einem Anspannen und Loslassen einzelner Muskeln entsteht.*
>
> ***Vorgehensweise:***
> *Der Text wird langsam vorgetragen, sodass der Klient jeweils etwas Zeit hat, die eintretende Entspannung auch zu spüren.*

Um nun tiefer in die Trance zu gehen, ist es hilfreich, wenn sich dein Körper entspannt … … Du hast es dir schon bequem gemacht, dennoch kann es noch viel bequemer werden … … Wenn ich jetzt sage, dass du dich auf deinen Kopf konzentrieren sollst, dann kannst du das Kissen unter dem Kopf genau spüren … … Vielleicht hast du es vor einer Minute gar nicht gespürt, weil du keine Aufmerksamkeit darauf gerichtet hattest … … Jetzt aber spürst du es genau … … Gleichzeitig spürst du, dass dein Kopf ruhig und bequem daliegt … … Was ist wohl mit deinem linken Arm? … … Kannst den spüren? … … Natürlich kannst du das … … Wahrscheinlich ist es wieder so … …

dass du vor einer Minute nicht besonders auf deinen linken Arm geachtet hast … … Jetzt aber kannst du ihn genau spüren … … Du weißt genau, wie er sich an fühlt … … Ebenso kannst du nun die Aufmerksamkeit auf dein rechtes Bein lenken … … Du kannst es genau spüren … … Doch was ist mit deinem linken Arm und was ist mit deinem Kopf? … … Wahrscheinlich merkst du, dass du sehr schnell Aufmerksamkeit auf einen Körperteil richten kannst … … Dabei verlierst du dann automatisch die Konzentration auf die anderen Körperteile … … Das ist völlig normal … … Das ist auch gut so, denn wir können nicht auf alles gleichzeitig achten … … Eines aber kannst du immer gleichzeitig tun … … Du kannst in eine immer tiefere Entspannung gehen … … gerade weil du deine Aufmerksamkeit hin und her lenkst, vom Kopf zum Arm und zum Bein, gehst du ganz von selbst in eine schöne tiefe Entspannung … … Das ist das Besondere … … Konzentriere dich also nun einmal auf deinen rechten Arm … … und nun geh weiter zum linken Bein … … Jetzt spürst du dein linkes Bein … … Du kannst auch wieder deinen Kopf spüren … … du musst nur die Aufmerksamkeit dorthin lenken … … Und während du deinen Blick und deine Konzentration hin und her wandern lässt, vom Kopf zu den Armen, zu den Beinen oder auch zu anderen Körperstellen, gehst du immer tiefer in eine wunderschöne Entspannung hinein … … Das geht gleichzeitig … … Das ist das Besondere...

Den Körper schlafen lassen

> ***Wirkungsweise:***
> *Durch einfache Aufforderung, verschiedene Körperbereiche zu entspannen, stellt sich ein ruhigerer Zustand ein, der die Trance fördert*
>
> ***Vorgehensweise:***
> *Der Text wird langsam vorgetragen, sodass der Klient jeweils etwas Zeit hat, die eintretende Entspannung auch zu spüren.*

Du kannst dich noch tiefer entspannen, wenn dein Körper noch tiefer zur Ruhe kommt … … Du kannst dir ja einmal vorstellen, dass dein Körper einschläft … … Und du bleibst dabei wach und konzentrierst sich auf meine Stimme … … Beides geht tatsächlich gleichzeitig … … Dein Körper kann ganz tief entspannen … … so tief, dass es sich an fühlt, als würde er einschlafen ... … Doch nur dein Körper schläft ein … … Er wird dabei immer träger und müder … … Vielleicht wird er dabei sogar schwerer … … eine angenehme Müdigkeit und angenehme Schwere in deinem Körper … … Zuerst lässt du deine Arme müde werden … … Sie begeben sich zur Ruhe, so wie nachts, wenn du schläfst … … Dabei entspannst du dich auch innerlich … … Gleichzeitig aber konzentriert sich auf meine Stimme … …

… … Dann lässt du deinen Oberkörper müde werden und langsam einschlafen … … Deine Atmung wird ruhiger … … genauso, als würdest du nun tatsächlich einschlafen … … wobei du dich weiter auf meine Stimme konzentrierst … … Dann lässt du die Beine einschlafen … … Sie werden immer träger und immer müder … … angenehm müde und angenehm schwer … … Und du entspannst dich dabei immer tiefer … … und gehst immer tiefer in einen wunderschönen Zustand der inneren Ruhe … … Du lässt auch deine Füße müde werden … … Sie begeben sich zur Ruhe … … Dein ganzer Körper wird immer ruhiger … … Er fühlt sich schon fast so an, als würdest du tatsächlich schlafen und meine Stimme nur noch in einem Traum hören … … Du kannst also nun auch deinen Kopf müde werden lassen … … mit all deinen Gedanken, die dann langsam übergehen in einen schönen Traum … … Dein ganzer Körper begibt sich in einen tiefen Ruhezustand, indem du es dir gemütlich machen kannst … … immer gemütlicher … … von Augenblick zu Augenblick … …

Körperteile ausschalten

> ***Wirkungsweise:***
> *Durch einfache Visualisierung eines beleuchteten Körpers und Aufforderungen, die Beleuchtung schrittweise abzuschalten, stellt sich ein ruhigerer Zustand ein, der die Trance fördert.*
>
> ***Vorgehensweise:***
> *Der Text wird langsam vorgetragen, sodass der Klient jeweils etwas Zeit hat, die eintretende Entspannung auch zu spüren.*

Du kannst dir einmal vorstellen, dass du deinen Körper wie in einem Spiegel siehst … … Du stehst also direkt vor einem Spiegel und schaust hinein … … Das Besondere ist, dass dein Körper in diesem Spiegel beleuchtet ist … … Er wird aber nicht angestrahlt, sondern er leuchtet von innen heraus … … Du hast also einen beleuchteten Körper … … Ein leuchtet gelb-orange … … Das Leuchten ist ein Zeichen dafür, dass dein Körper noch aktiv ist … … Du möchtest deinen Körper aber tiefer entspannen … … Das ist vielleicht einfacher als du denkst … … Du stellst dir einfach einmal vor, in der rechten Hand wäre ein Schalter, den du drücken kannst … … Und immer, wenn du diesen Schaltern drückst, schaltest du einen Teil des Lichtes in deinem Körper aus … … Dabei begibt sich dein Körper dann in eine schöne tiefe Entspannung … …

… … Du drückst den Schalter und schaltest damit deine Beine aus … … Deine Beine sind dunkel und müde … … Der Rest deines Körpers leuchtet noch … … Die Beine aber entspannen sich … … Du drückst den Schalter noch einmal und schaltest deinen Oberkörper aus … … Auch er wird dunkel … … Dein Bauch und dein Rücken entspannen sich dabei … … Dein Körper kommt immer tiefer zur Ruhe und auch du gehst immer tiefer und tiefer in diese innere Entspannung … … Nur noch deine Arme und dein Kopf leuchten gelb-orange … … Du drückst den Schalter noch einmal und deine Arme werden dunkler … … Sie entspannen sich ganz tief … … Je weniger Licht in deinem Körper leuchtet, umso entspannter bist du … … Du drückst den Schalter noch einmal und schaltest damit das Licht in deinem Kopf aus … … Du gönnst deinen Gedanken angenehme Dunkelheit und Ruhe … … Dein Körper befindet sich nun in einer angenehmen Dunkelheit … … Er entspannt sich immer tiefer … … Und auch du gehst in diesen wunderschönen Zustand der tiefen Ruhe … …

Wahrnehmung über Kreuz

> ***Wirkungsweise:***
> *Durch Fokussierung der Aufmerksamkeit auf bestimmte Körperteile und anschließende Unterbrechung erfolgt ein Wechsel von Aufmerksamkeit und Ignorieren einzelner Körperbereiche. Es entsteht eine ähnliche Wirkung wie beim abwechselnden Anspannen Und Loslassen von Muskeln.*
>
> ***Vorgehensweise:***
> *Der Text wird langsam vorgetragen, sodass der Klient jeweils etwas Zeit hat, die eintretende Entspannung auch zu spüren.*

Es ist nun an der Zeit, dass dein Körper sich weiter entspannt … … So ist es viel einfacher, in eine schöne tiefe Trance zu gelangen … … Und wahrscheinlich möchtest du so schnell es geht in eine tiefe Trance gehen … … denn in diesem tiefen Zustand der Entspannung ist es viel gemütlicher … … Atme ruhig und gleichmäßig und spüre deinen Körper … … Konzentriere dich einmal auf deinen linken Arm, so intensiv du kannst … … Du spürst den linken Arm … … Und nun probierst du das gleiche mit dem rechten Bein … … Du konzentrierst dich einfach darauf, dann spürst du dein rechtes Bein … … Das ist ganz einfach … … Du kannst noch mehr … …

Konzentriere dich einfach einmal gleichzeitig auf den linken Arm und dein rechtes Bein … … Das geht … … Es ist sogar einfacher als du denkst … … Du spürst gleichzeitig den linken Arm … … und dein rechtes Bein … … Vielleicht hast du schon bemerkt, dass dein Körper sich dabei entspannt … … Vielleicht aber fällt es dir auch gar nicht auf, weil du dich ja auf den linken Arm und das rechtes Bein konzentrierst ... … Und nun wechselst du die Seite … … Du konzentrierst dich auf deinen rechten Arm … … Du spürst ihn genau … … Und dann versuchst du das gleiche mit dem linken Bein … … Du konzentrierst dich nur auf dein linkes Bein … … Und nun gleichzeitig auf den rechten Arm und das linke Bein … … Du kannst beide Körperteile gleichzeitig spüren … … Den rechten Arm und das linke Bein … … eigentlich ganz leicht … … Wieder entspannt sich dein Körper dabei, auch wenn du es vielleicht nicht bemerkt hast … … Denn du brauchst ja deine Konzentration für den rechten Arm und das linke Bein … … Nun konzentriere dich auf beide Arme und beide Beine gleichzeitig … … Du spürst deine Arme und deine Beine und gehst dabei in eine schöne tiefe Trance … … Jetzt konzentriere dich auf das Kissen unter deinem Kopf und lass los ... …

Im Kreis atmen

> ***Wirkungsweise:***
> *Bei dieser Technik handelt es sich um eine Fantasiereise durch den Körper des Klienten. Dabei wird tendenziell eine Kreisbewegung suggeriert, die eine Trance fördert.*
>
> ***Vorgehensweise:***
> *Der Text wird langsam vorgetragen, sodass der Klient jeweils etwas Zeit hat, die eintretende Entspannung auch zu spüren.*

Konzentriere dich auf deine Atmung … … Atme ruhig und gleichmäßig … … ein und aus … … und ein und aus … … Du kannst deinen Atem gut spüren … … Mit Hilfe deiner inneren Vorstellungskraft kannst du dir einmal vorstellen, dass du die Atemluft durch deinen linken Arm einziehst … … Du stellst dir einfach vor, dass sie über deine Finger aufgenommen wird und durch deinen linken Arm in deinen Körper fließt … … Das ist einfach … … Vielleicht spürst du ja schon die Luft durch deinen Arm fließen … … Du kannst dir gleichzeitig vorstellen, dass du die Atemluft beim Ausatmen in deinen rechten Arm hinein bläst und über die Finger der rechten Hand nach draußen … … Dabei entspannen sich deine Arme … … Diese Entspannung wirkt auf deinen ganzen Körper … … Dein ganzer Körper entspannt sich immer tiefer und tiefer … …

… … Dein Atem bewegt sich im Kreis … … Du atmest ein durch die linke Hand … … Die Atemluft strömt durch deinen Körper hindurch und über die rechte Hand nach draußen … … Mit dem nächsten Atemzug ziehst du sie wieder durch die linke Hand ein … … So atmest du ständig im Kreis … … Vielleicht spürst du sogar schon diese Kreisbewegung … … Vielleicht spürst sie auch erst etwas später … … Doch alles dreht sich langsam im Kreis … … so wie deine Atmung … … Dein Inneres dreht sich genauso im Kreis … … und du sinkst dabei tiefer und tiefer … …

Aktive Körperentspannung

> ***Wirkungsweise:***
> *Der Klient bewegt einzelne Körperteile nach Aufforderung des Therapeuten und entscheidet selbst, wann er damit aufhört. Sobald der Klient aufhört, den betreffenden Körperteil zu bewegen, geht er tiefer in Trance.*
>
> ***Vorgehensweise:***
> *Dem Klienten wird gesagt, er könne sich über leichte Bewegungen besser entspannen. Der Therapeut fordert ihn auf, einzelne Körperteile zu bewegen und dann selbständig die Bewegung zu stoppen, wenn er innerlich bereit sei, tiefer in Trance zu gehen. Der Klient folgt dieser Vorstellung und stellt sich darauf ein, dass er tatsächlich tiefer in Trance gehen wird, sobald er die jeweilige Bewegung stoppt.*

Ich helfe dir nun, in eine schöne tiefe Trance zu gehen … … Das ist ganz einfach … … Vielleicht weißt du ja, dass eine Trance auch über ganz leichte Körperbewegungen entsteht … … Genauer gesagt entsteht sie dann, wenn die Bewegung endet … … Das ist ja auch so, wenn wir schlafen gehen. Dann bewegen wir uns noch ein bisschen, und schließlich bleiben wir still liegen und schlafen ein … … Du kannst jetzt einmal deinen Kopf etwas bewegen. So als wolltest du nicken und immer sagen Ja, Ja, Ja … …

… … Wenn du denkst, jetzt solltest du tiefer entspannen, hörst du damit auf und gehst in eine schöne Trance … … Das machst du jetzt noch einmal mit den Armen … … Du bewegst sie ein bisschen hin und her, wie ein Zittern … … oder du drehst sie ein bisschen hin und her … … ganz wie du willst … … Sobald du aufhörst, entspannst du wieder tiefer… …

… … *[Warten Sie ab, bis der Klient die Bewegung stoppt]* … …Genau so … …

Gehen wir noch einen letzten Schritt in die Tiefe, indem du deine Beine bewegst … … Auch hier kannst Du sie einfach etwas hin und her bewegen … … so als wolltest du sie etwas ausschütteln … … Wieder entscheidest du selbst, wann du damit aufhörst … … Denn genau das ist der Zeitpunkt, in eine schöne tiefe Trance zu gehen … …

… … *[Warten Sie ab, bis der Klient die Bewegung stoppt]* … …Genau so … …

Nun gönne dir die Ruhe und Entspannung. Sinke einfach noch etwas tiefer, wenn du es so willst. Entspanne dich mit jedem Atemzug etwas tiefer.

Vertiefungen

Rückwärtszählen von 5 bis 0

> ***Wirkungsweise:***
> *Das Rückwärtszählen ist ein Klassiker. Zahlen werden als einzelne Schritte der Entspannung interpretiert, sodass der Klient mit jeder Zahl eine tiefere Trance ansteuert.*
>
> ***Vorgehensweise:***
> *Die Zahlen sollten immer beim Ausatmen des Klienten genannt werden und etwas länger als der Atem gezogen werden. Das bremst die Atmung und fördert die Trance.*

Ich zähle nun von Fünf bis Null und wenn ich bei Null angekommen bin, dann bist du bereits in einer sehr tiefen Trance angelangt …

… Fünf … … beobachte deine Atmung und lasse sie ruhig und langsam werden, sodass es sich gut anfühlt. Mit jedem Einatmen kannst du Sauerstoff aufnehmen und Energie tanken, und immer wenn du ausatmest, sinkst du tiefer in Trance, mit jedem einzelnen Atemzug ein Stück tiefer. Atme ein und aus, ein und aus … *[im Atemrhythmus des Klienten bitte!]* … …
… … Vier … … Lass deine Gedanken kommen und gehen. Lass Sie einfach weiterziehen wie die Wolken am Himmel, und jeder Gedanke, der vorüberzieht, bringt dich

tiefer in Trance, jeder einzelne Gedanke bringt dich tiefer hinab. Lass deine Gedanken kommen und gehen … …

… … Drei … Konzentriere dich auf meine Stimme und jedes Wort, das ich sage, bringt dich tiefer in Trance. Mit jedem einzelnen Wort, das ich sage, sinkst du tiefer hinab. Jedes Geräusch, das du hörst, zeigt dir nur, wie gleichgültig alles bereits geworden ist. Vielleicht merkst du schon, dass die Musik leiser geworden ist, dabei sinkst du einfach tiefer in eine schöne Trance … …

… … Zwei … Öffne dein Unterbewusstsein nun ganz weit, ganz, ganz weit öffnet sich nun dein Unterbewusstsein. Es kann alle meine Worte gut aufnehmen und setzt sie optimal für dich um. Ganz weit öffnet sich dein Unterbewusstsein … …

… … Eins … Atme weiter ruhig und gleichmäßig, mit jedem Atemzug sinkst du tiefer hinab, und alle meine Worte bringen dich tiefer und tiefer in Trance. Dein Unterbewusstsein öffnet sich ganz weit und alle meine Worte fließen dort hinein. Und noch ein Schritt, dann bist du ganz tief entspannt, nur noch ein Schritt … …

… … Null … Nun bist du in einer schönen tiefen Trance angekommen, ganz tief entspannt, und in deinem Tempo entspannst du immer weiter und sinkst immer tiefer hinab …

Rückwärtszählen von 20 bis 0

> ***Wirkungsweise:***
> *Das Rückwärtszählen ist ein Klassiker. Zahlen werden als einzelne Schritte der Entspannung interpretiert, sodass der Klient mit jeder Zahl eine tiefere Trance ansteuert.*
>
> ***Vorgehensweise:***
> *Die Zahlen sollten immer beim Ausatmen des Klienten genannt werden und etwas länger als der Atem gezogen werden. Das bremst die Atmung und fördert die Trance.*

Ich zähle nun von 20 beginnend rückwärts bis Null … … Und wenn ich bei Null angekommen bin, dann bist Du bereits in einer sehr tiefen Trance angelangt …

… … 20 … … Du spürst die Entspannung … … Sie geht tiefer und tiefer … …

… … 18 … … Deine Atmung wird ruhiger … … mit jedem Atemzug ruhiger … …

… … 16 … … Du lässt alle Gedanken los … … Du lässt sie weiterziehen … …

… … 14 … … Wärme strömt von einem Kopf aus in deinem gesamten Körper … … Dein ganzer Körper wird von Wärme erfüllt … …

… … 12 … … Lass deinen Körper immer schwerer werden … … immer schwerer … …

… … 10 … … Deine Füße tragen dich den ganzen Tag … … Nun aber dürfen sie entspannen … …

… … 8 … … Du spürst die Entspannung deines Körpers … … Lass ihn schwerer und schwerer werden … …

… … 6 … … Du spürst ein sanftes Kribbeln in deinen Füßen … …

… … 4 … … Dein Blick dreht sich immer mehr nach innen … … ganz in deine Mitte hinein … …

… … 2 … … Deine Entspannung geht immer tiefer … … Du kannst jetzt alles loslassen … …

… … 0 … … Genieße nun die Entspannung voll und ganz … …

Die Treppe

> ***Wirkungsweise:***
> *Das imaginierte Tiefergehen auf einer Treppe verbindet der Klient mit einem inneren Tiefergehen in die angestrebte Trance.*
>
> ***Vorgehensweise:***
> *Es sollte darauf geachtet werden, dass das Wort „Stufe" jeweils beim Ausatmen des Klienten genannt wird. So wird das Gefühl der Bewegung nach unten verstärkt.*

Stell dir nun einmal eine schöne, breite Treppe vor, die ganz tief hinab führt … … Und das Ende der Treppe liegt so tief unten, dass wir es nicht sehen können … … Es gibt kein Geländer an dieser Treppe und sie führt sehr … … sehr tief hinab … … Wir beide werden nun diese Treppe hinuntergehen … … Ich bin die ganze Zeit über bei dir … … Wir geben uns die Hände, so können wir ganz sicher nach unten gehen … … ganz tief hinab auf der Treppe, die nach unten führt … … und irgendwo im Dunkeln endet … … Wir gehen nun gemeinsam los … … Stufe für Stufe … … immer tiefer hinab … … Und mit jedem Schritt … … mit jeder Stufe, die uns tiefer bringt … … wird es etwas dunkler … … und immer stiller … … Und wir beide fühlen uns absolut sicher und wohl … … Mit jedem Schritt hinab stellt sich ein leichteres und angenehmeres

Gefühl ein … … Immer tiefer gehen wir hinab … … Stufe für Stufe … … immer tiefer und tiefer … … Und es wird langsam … … immer dunkler … … und immer ruhiger … … und stiller … … Immer dunkler wird es, je weiter wir gehen … … Stufe für Stufe führt es uns hinab … … bis ganz nach unten … … Ganz unten in stiller … … und ganz angenehmer Dunkelheit … … kommen wir schon bald an … … Einige Stufen noch … … noch wenige Augenblicke … … Nun sind wir ganz unten angekommen … … Es ist ganz angenehm … … und bequem hier … … ganz bequem und ruhig … …

Der Aufzug

> ***Wirkungsweise:***
> *Die Abwärtsbewegung des Aufzuges wird mit der inneren Bewegung in eine Trance gleichgesetzt. Der Klient folgt dieser Bewegung automatisch.*
>
> ***Vorgehensweise:***
> *Alle Abwärtsbewegungen sollten beim Ausatmen des Klienten angesprochen werden, das „Ruckeln" des Aufzuges sollte beim Wechsel vom Einatmen zum Ausatmen angesprochen werden. An diesem Punkt entsteht am besten das Körpergefühl des leichten „Ruckelns".*

Nun werde ich deine Trance vertiefen ... ... Dazu begeben wir beide uns in einen Aufzug ... ... Lass ihn einfach vor deinem inneren Auge entstehen ... ... Wir stehen direkt davor und an dem Eingang des Aufzuges steht ein Schild mit deinem Namen ... ... Ein goldenes Schild und in dicken Buchstaben steht dein Name darauf ... ... Die Tür öffnet sich langsam ... ... Langsam öffnet sich die Tür und wir gehen ganz gelassen ... ... und in aller Ruhe hinein ... ... Dicke, weiche Kissen liegen in dem Aufzug ... ... Hier können wir es uns so richtig bequem machen ... ... Du kannst dich auf ein weiches Kissen setzen und unsere Fahrt nach unten kann beginnen ... ... Ganz tief hinab fahren wir mit diesem Aufzug ... ... und wenn wir an unserem Ziel ganz unten ... ...

… … ganz unten angekommen sind … … bist du sehr tief entspannt, in einer wunderschönen und ganz tiefen Trance … … Der Aufzug fährt los … … Er fährt nach unten und bringt dich tief hinab … … Vielleicht spürst du schon das sanfte Ruckeln des Aufzuges, das die Abwärtsbewegung anzeigt … … Ein sanftes Schaukeln des Aufzuges … … Immer weiter geht die Fahrt … … immer tiefer … … und tiefer hinab … … Das sanfte Schaukeln des Aufzuges … … hin und her … … und hin und her … … zeigt dir, dass wir uns dem Ziel nähern … … Ruhe und Stille stellen sich immer mehr ein … … und es geht immer weiter hinab … … Gleich hält der Aufzug an und die Tür wird sich öffnen … … Du bist dann völlig entspannt … … und dein Unterbewusstsein öffnet sich mit dieser Tür ganz weit … … Der Aufzug hält an … … Jetzt … … Die Tür öffnet sich und wir gehen hinaus … …

Das Kino

> ***Wirkungsweise:***
> *Dieser Text ist eine Fantasiereise durch eine Situation, die auch im Alltag zur Entspannung führt.*
>
> ***Vorgehensweise:***
> *Der Text wird langsam und ruhig vorgetragen. Der Klient hört bei geschlossenen Augen zu.*

Stell dir vor, du sitzt in einem Kino … … Ein altes Kino, so wie die Kinos früher einmal ausgesehen haben … … mit dicken, weichen Sesseln … … mit Samt bezogen … … ganz weiche Sessel … … Mach es dir in einem samtweichen Sessel bequem … … Du bist ganz alleine in diesem Kino … … Der ganze Saal ist leer und es ist ruhig … … ganz, ganz ruhig … … Schau dich etwas um in deinem Kinosaal … … Der Boden ist samtweich … … Ein ganz weicher Teppichboden … … Vielleicht ein dunkles Rot, ein schönes dunkles Rot … … Die Wände sind mit farbigem Stoff bezogen … … rot und grün … … rot und grün … … Und von der Decke hängt ein riesiger Kronleuchter herab, mit ganz vielen Glühbirnen und mit unzähligen Kristallen daran … … Er leuchtet gerade soviel, dass du alles gut erkennen kannst … …

… … Mach es dir ganz bequem in deinem Sessel … … Lass es dir gut gehen in deinem weichen Sessel … … An den Wänden des Kinos hängen kleine Laternen … … zwei oder drei auf jeder Seite, rechts und links … … Darin brennen kleine violette Gasflammen … … Die Leinwand ganz weit vorne ist durch einen dicken, schweren Vorhang verdeckt … … Ein dunkler, schwerer Vorhang verdeckt die Leinwand in diesem schönen Kino … … Es wird langsam dunkler und dunkler … … Das Licht wird heruntergedreht und es wird immer dunkler und dunkler … … Und dabei kannst du es immer bequemer werden lassen und immer ruhiger in dir … …

… … Der Vorhang öffnet sich langsam … … der lange, schwere, dunkle Vorhang schiebt sich langsam zur Seite … … Immer weiter öffnet sich der Vorhang zu deiner Leinwand … … Und es wird dunkler und dunkler … … stiller und stiller … … Der Vorhang öffnet sich immer weiter … …

… … Das leise Summen des Vorführgerätes ist zu hören, der Film beginnt … …

Tautropfen

> ***Wirkungsweise:***
> *Mit Hilfe der Visualisierung eines eintönigen Naturbildes und Fokussierung des Blickes stellt sich eine Entspannung ein.*
>
> ***Vorgehensweise:***
> *Der Text wird langsam und ruhig vorgetragen. Der Klient hört mit geschlossenen Augen zu.*

Stell dir nun vor, wie du aus diesem Zimmer hinausschwebst zu einer schönen grünen Wiese und mitten auf dieser Wiese steht ein Strauch mit sattgrünen Blättern … … Du gehst auf diesen Strauch zu und betrachtest die Blätter, die sich ganz sanft im Wind hin und her bewegen … … hin und her … … und hin und her … … Und ganz oben an diesem Strauch hängt ein besonderes Blatt … … Es sieht ein bisschen trübe aus … … Seine Farbe ist anders als die der anderen Blätter, dunkler aber angenehm und schön … … Du gehst näher und näher an den Strauch heran und kannst erkennen, dass auf diesem besonderen Blatt tausende von kleinen Tautröpfchen kleben … … So klein und winzig, dass du sie gerade noch so erkennen kannst … … Tausende von kleinen, ganz kleinen Tautröpfchen auf einem Blatt, das sich im Wind bewegt …

… … Und durch die langsame, ruhige Bewegung des Blattes bewegen sich die winzig kleinen Tautröpfchen und rollen auf dem Blatt hin und her … … Sie fließen aufeinander zu … … ganz langsam … … und manche von ihnen fließen ineinander … … Sie treffen sich sanft und ruhig und fließen ineinander … … So geschieht es überall auf diesem Blatt … … Winzig kleine Tautröpfchen fließen aufeinander zu und fließen ineinander … … Dadurch werden sie langsam größer … … Wenn du noch etwas dichter herangehst, kannst du sehen, wie einige schon so groß geworden sind, dass du dich darin spiegeln kannst … … Du siehst dein Spiegelbild in vielen hundert Tautröpfchen, die immer wieder ineinander fließen … … Schließlich sind es nur noch wenige Tropfen, die schon ganz dick geworden sind … … dick und schwer … … ganz schwer … … Und bald schon ist es nur noch ein einziger dicker, schwerer Tropfen Tau … … Der Tautropfen ist so schwer, dass er das Blatt nach unten drückt … … ganz fest nach unten … … Das Blatt neigt sich tiefer und tiefer nach unten … … und der Tropfen rutscht ganz weit nach unten … … Er hängt sich an die untere Spitze des Blattes und zieht es immer stärker hinab … … immer stärker … … Und schließlich rutscht der Tropfen vom Blatt ab und fällt in die Tiefe … …

Zugfahrt bei Nacht

> ***Wirkungsweise:***
> *Diese Trancegeschichte schildert eine Situation, die auch im Alltag in eine leichte Trance führt. Eine Zugfahrt hat eine ähnlich entspannende Wirkung wie die Fahrt auf einer Autobahn.*
>
> ***Vorgehensweise:***
> *Der Text wird langsam und ruhig vorgetragen. Der Klient hört mit geschlossenen Augen zu.*

Setz dich ganz bequem hin und stell dir vor, du wärst in einem Zugabteil, ganz alleine … … Niemand außer dir ist in diesem Zug, der ganz still im Bahnhof steht … … Die Fenster sind geschlossen und es ist sehr leise in deinem Abteil … … Du kannst nur wenig hören von den Fahrgästen, die noch draußen stehen … … So kannst du zur Ruhe kommen und dich einfach in deinem bequemen Sitz zurücklehnen … … Gleich wird die Fahrt beginnen … … eine Fahrt mit dem Zug durch die Nacht … … Ein sanftes Rucken setzt den Zug in Bewegung und die Fahrt beginnt … … ganz langsam … … in ruhigem und gelassenem Tempo … … gleitet der Zug fast geräuschlos aus dem Bahnhof … … Und als der Zug den Bahnhof verlässt, wird das Licht im Abteil immer dunkler und dunkler … … gerade noch so, dass du dich orientieren kannst … …

… … Die Dunkelheit ist auch viel angenehmer auf so einer nächtlichen Fahrt … … Wenn du möchtest, kannst du aus dem Fenster schauen … … Da siehst du die Lichter der Stadt … … bunte Reklameschilder und Straßenlaternen … … die Lichter der Häuser … … und alles ist ganz still … … Manche Lichter gehen an und aus … … andere leuchten kräftig … … und wieder andere leuchten ganz schwach … … Der Zug nähert sich mit jedem Augenblick dem Stadtrand … … und dabei wird es immer dunkler … … Immer mehr Lampen werden ausgeschaltet … … Es wird immer dunkler und dunkler … … und gleichzeitig immer stiller … … Die letzten Häuser der Stadt liegen schon ganz im Dunkeln … … Sicherlich sind die Menschen, die darin wohnen, schon schlafen gegangen und liegen längst sanft in ihren Träumen … … Der Zug gleitet über die Schienen … … ganz sicher in das Dunkel der Nacht hinein … … Ein sanftes Schaukeln kannst du spüren … … ein gleichmäßiges, ganz minimales Vibrieren der Räder auf den Gleisen … … Und die Fahrt in die Nacht hinein wird immer schneller und schneller … … Die Stadt liegt längst hinter dir … … weit zurück … … Schneller und schneller geht die Fahrt in die Nacht hinein und es wird immer dunkler und immer ruhiger in deinem Abteil … … So ruhig, dass sich schon bald eine angenehme und erholsame Müdigkeit in dir einstellt … …

Fraktionierung

> ***Wirkungsweise:***
> *Bei einer Fraktionierung öffnet der Klient die Augen im Zustand der Trance. Mit dem anschließenden Schließen der Augen vertieft sich die Entspannung.*
>
> ***Vorgehensweise:***
> *Der Ablauf der Fraktionierung wird im Zustand der Trance erklärt. Der Klient folgt dem Ablauf und spürt die vertiefende Wirkung. Fraktionierungen können mehrfach durchgeführt werden. Bei der ersten Fraktionierung sollte bereits eine mittlere Trancetiefe vorherrschen.*

Ich werde nun gleich bis drei zählen … … wenn ich bei drei angekommen bin … … kannst du die Augen öffnen … … Dein ganzer restlicher Organismus bleibt dabei in einer tiefen Trance … … du bleibst völlig entspannt und gelassen … … Wenn ich dich dann bitte, die Augen wieder zu schließen, dann schließe einfach deine Augen und sinke sofort noch viel tiefer in Trance … …

… … Eins – zwei – drei! … *[Nachfragen, wie es dem Klienten geht]*

… … Nun schließe wieder deine Augen und sinke sofort noch viel tiefer in Trance! … … Gönne dir diese Entspannung und sinke immer tiefer und tiefer … …

… … Und immer, wenn ich bis drei zähle, öffnest du genau bei der Zahl drei die Augen … …

… … Eins … … zwei … … drei … …

… … Nun schließe wieder deine Augen und gehe in diese tiefe Entspannung zurück … … vielleicht sogar noch viel tiefer … … viel tiefer … …

… … Und noch einmal … … Eins … … zwei … … drei … …

… … Nun schließe wieder deine Augen und gehe in diese tiefe Entspannung zurück … … vielleicht sogar noch viel tiefer … … viel tiefer … … So tief, wie du es willst … …

Rückwärtszählen von 100

> ***Wirkungsweise:***
> *Der Klient zählt selbst rückwärts von 100 bis 0. Bei jeder ungeraden Zahl öffnet er kurz die Augen. Durch diese Kette von Fraktionierungen geht die Trance immer tiefer.*
>
> ***Vorgehensweise:***
> *Der Klient wird aufgefordert, von 100 bis 0 rückwärts zu zählen. Bei jeder ungeraden Zahl soll er die Augen öffnen und danach wieder schließen. Wir können ihm helfen, indem wir bei den ersten Zahlen mit den Hinweisen „Augen auf - Augen zu", „Augen auf - Augen zu" etwas führen.*

Atme ruhig und gleichmäßig … … Und nun beginne zu zählen … … Das ist ganz einfach … … Du beginnst bei 100 … … Du zählst einfach rückwärts … … Und bei jeder ungeraden Zahlen öffnest du die Augen … … Bei jeder geraden Zahl schließt du sie wieder … … So machst du mit jeder Zahl eine Augenbewegung … … einfach zählen und Augen auf, Augen zu … … Augen auf, Augen zu … … Das ist ganz einfach … … Wenn ich dich gleich bitte, mit dem Zählen zu beginnen, dann fängst du einfach an zu zählen … … so laut, dass ich dich hören kann … … Und ich werde dabei einfach mit dir sprechen … … Du aber zählst immer weiter … … Fang jetzt an zu zählen … … Beginne bei 100 … …

[Wir helfen im Zählrhythmus des Klienten bei den ersten Zahlen mit den Worten „Augen auf - Augen zu - Augen auf - Augen zu".]

... ... Mit der Zeit kann das anstrengend werden ... ... Vor allem, immer die richtigen Zahlen zu finden ... ... Vielleicht sind die Zahlen auch schon bald unwichtig ... ... Es wird dann immer schwerer und schwerer, die richtige Zahl zu finden ... ... Und vielleicht hast du schon bald keine Lust mehr, weiter zu zählen ... ... Doch du machst weiter ... ... *[Augen auf - Augen zu - Augen auf - Augen zu]*

... ... Vielleicht hast du bemerkt, dass du gerade eine Zahl vergessen hast ... ... Das macht nichts ... ... Es zeigt nur, dass du dich gut entspannen kannst ... ... Zahlen sind dann nicht so wichtig ... ... Versuch es einfach weiter, wenn du willst ... ... Und wenn du es willst, kannst dich dabei auch entspannen ... ... Wenn es dir zu lästig wird, kannst du einfach in eine schöne Entspannung gehen und aufhören zu zählen ... ...

In die Tiefe atmen

> ***Wirkungsweise:***
> *Das natürliche Körpergefühl bei der Atmung wird mit der Vorstellung einer schrittweisen Tieferbewegung beim Ausatmen verbunden. Da sich der Körper während der Atmung leicht auf und ab bewegt, kann die suggestive Vorstellung in der Abwärtsbewegung leicht verstärkt werden.*
>
> ***Vorgehensweise:***
> *Der Klient konzentriert sich mit geschlossenen Augen auf die Stimme des Therapeuten. Es kommt darauf an, ihm mit angemessenen Sprechpausen Gelegenheit zu geben, die mit der Atmung verbundenen Körperbewegungen zu spüren. Die Atemzüge des Klienten sollten so angesprochen werden, dass es dem Atemrhythmus des Klienten entspricht.*

Vielleicht fühlst du dich bereits recht angenehm entspannt … … Vielleicht aber möchtest du auch noch tiefer entspannen … … Das ist ganz einfach … … Du selbst kannst deine Entspannung vertiefen … … Das geht beispielsweise über die Atmung und über deine Vorstellungskraft … … Wenn du einmal auf deine Atmung achtest, dann kannst du auch spüren, dass mit jedem Atemzug ganz bestimmte Wahrnehmungen verbunden sind … … Achte einmal auf das Einatmen … … Genau in diesem Moment spürst du, dass du etwas leichter wirst … … Das ist ganz normal, denn dein Oberkörper wird dabei etwas angehoben … … Die Schultern werden ganz leicht mit nach oben gezogen … … Umgekehrt ist es beim Ausatmen so, dass du etwas nach unten sinkst … … wenn Du dich darauf konzentrierst … … Und nun achte auf beides gleichzeitig … … Atme ein und aus … … … … *[immer im Rhythmus des Klienten, wobei das Wort „aus" etwas länger gezogen wird als die tatsächliche Atmung]* … … ein und aus … … ein und aus … … ein und aus … …

… … Vielleicht ist dir schon einmal aufgefallen, dass das Ausatmen etwas länger dauert als das Einatmen … … In deiner kreativen Vorstellungskraft kannst du dir dabei vorstellen, dass Du immer beim Einatmen etwas nach oben angehoben wirst und beim Ausatmen viel tiefer nach unten sinkst … … ein Stückchen nach oben … … ganz tief nach unten … …

… … *[immer im Rhythmus des Klienten, wobei „nach oben" beim Einatmen und „nach unten" beim Ausatmen gesagt wird.]* … … ein Stückchen nach oben … … ganz tief nach unten … … ein Stück nach oben … … ganz tief nach unten … … So sinkst du mit jedem Atemzug tiefer … … und tiefer … … und tiefer … …

Anwendungsteil

Magische Kugeln

Zielsetzung und Wirkungsweise:
Der Klient visualisiert magische Kugeln in einer Naturlandschaft. Jede Kugel enthält Aspekte seines Lebens, die sowohl seine Probleme verursacht haben als auch Lösungsmöglichkeiten beinhalten. Mit Hilfe von Suggestionen wird dem Klienten vermittelt, sein Unbewusstes solle in der Zeit seiner Betrachtung der Kugelinhalte noch einmal von seiner eigenen Erfahrung lernen, um neue und konstruktive Wege zu gehen. Diese Methode eignet sich besonders für Klienten, die leicht visualisieren können.

Vorgehensweise:
In der linken Spalte sehen Sie den Ablauf des Anwendungsteils in 8 Schritten. Die rechte Spalte enthält Beispielformulierungen. Diese sollten natürlich erweitert werden. Ich habe allgemeine Formulierungen gewählt, die Sie zunächst so übernehmen können. Lassen Sie dem Klienten immer etwas Zeit, um sich das Ganze auch vorzustellen bzw. die Szenen zu visualisieren. Die Lücken (..........) sind mit den spezifischen Themen, Problemen oder Symptomen sowie Zielsetzungen des Klienten zu füllen.

1. *Der Klient wird in eine Naturlandschaft geführt, in der er mehrere Kristallkugeln vorfindet. In jede einzelne Kugel kann er eintauchen, um sich in seiner Erinnerungen umzusehen.*

Du stehst an einem wunderschönen Platz mitten in der Natur. Du lässt dieses Bild entstehen, irgendwo auf einer wunderschönen Wiese. Dort liegen riesige Kristallkugeln. Und Du kannst in jeder einzelnen Kugel etwas ganz Besonderes finden. Etwas, das zu dir gehört und wovon du profitieren kannst. Du findest deine eigenen Fähigkeiten und Potenziale in diesen Kugeln und auch deine Erinnerungen.

2. *Zuerst besucht er die Kugel der besonderen Personen. Hier trifft er vor allem die Personen, die ihn besonders geprägt haben.*

Die erste Kugel ist die Kugel der Personen. Du kannst in ihr alle Personen treffen, die in deinem Leben eine besondere Rolle gespielt haben. Vielleicht hast du von einigen viel gelernt, andere haben möglicherweise etwas gesagt oder getan, was dich sehr beeindruckt hat. Du erinnerst dich an diese Menschen und spürst noch einmal, wie es mit ihnen war, ob es nun angenehme oder eher schwierige Begegnungen waren. Dabei erkennst du Schritt für Schritt, wie diese Menschen sich auf dein Leben ausgewirkt haben.

3. *Der Therapeut suggeriert, dass das tiefe Unbewusste des Klienten die Zeit seiner Reise nutzt, um aus alten Erfahrungen zu lernen.*

Und während du ihnen begegnest, lernt dein tiefes Inneres noch einmal von diesen Begegnungen. Tief in dir beginnt ein neues und konstruktives Lernen, alles wird umorganisiert und so eingerichtet, dass du schon bald .... *(Ziele formulieren)*

4. *Als nächstes besucht der Klient die Kugel der besonderen Ereignisse und Erlebnisse, die ihn nachhaltig beeinflusst haben.*

Dann besuchst du die Kugel der besonderen Ereignisse und Erlebnisse. Alles, was du in deinem Leben erlebt hast, kannst du hier noch einmal anschauen. Vor allem findest du hier die Erlebnisse, die dazu beigetragen haben, dass deine Schwierigkeiten in der Vergangenheit entstehen konnten .... *(Thema ansprechen)* .... Du weißt, dass du heute etwas lernen kannst. Denn hier liegt auch der Schlüssel der Veränderung.

5. *Der Therapeut suggeriert, dass das tiefe Unbewusste des Klienten die Zeit seiner Reise nutzt, um aus alten Erfahrungen zu lernen.*

Und während du noch einmal die wichtigsten Ereignisse ansiehst, vielleicht sogar das Erlebnis, das das aller wichtigste war für deine Entwicklung, lernt dein tiefes Inneres einen neuen Umgang und baut eine konstruktive Lösung für dich zusammen. Lass dein Inneres für dich arbeiten.

6. *Als nächstes besucht der Klient die Kugel der Kreativität. Seine Vorstellungskraft und seine schöpferischen Fähigkeiten findet er in dieser Kugel.*

Du gehst weiter und kommst zur Kugel der Kreativität. In dieser Kugel sind alle deine schöpferischen Fähigkeiten. Und alles, was du an besonderen Einfällen und Ideen in deinem Leben hattest, kannst du hier noch einmal erleben und spüren. Vielleicht hast du ja einmal etwas Künstlerisches gemacht oder du hast etwas aufgebaut, vielleicht ein Möbelstück oder du hast etwas repariert und es ist dir gelungen, es wieder in Gang zu bringen. Deine schöpferische Kraft ist hier in dieser Kugel und sie ist viel stärker als du denkst.

7. *Der Therapeut suggeriert, dass das tiefe Unbewusste des Klienten die Zeit seiner Reise nutzt, um aus alten Erfahrungen zu lernen.*

Dein tiefes Inneres, deine unbewussten Anteile lernen nun ganz intensiv, wie du deine Kreativität nutzen kannst, um schon bald einen neuen Weg zu finden, um ………. *(Ziele nennen)*

8. *Schließlich kommt der Klient an der Kugel der Zukunft an und kann ein Bild von seiner konstruktiven Veränderung entwerfen.*

Nachdem dein Inneres nun schon viel gelernt hat und neue Ideen für deine Zukunft entworfen hat, kommst du zur Kugel der Zukunft. Du gehst mit all deiner Vorstellungskraft in diese Kugel hinein und träumst eine schöne Fantasie von deiner Zukunft, in der du .... *(Problem nennen)* .... immer wieder loslässt und dann viel stärker bist als vorher. Du siehst dich selbst, wie ....

Nun ausführlich schildern, wie die Zukunft aussehen wird. Beschreiben Sie ein Bild, in dem der Klient frei von seinen Problemen oder Symptomen ist und die notwendigen Stärken aufgebaut hat. Lehnen Sie sich hier so nah wie möglich an das behandelte Thema des Klienten an.

9. *Posthypnotische Suggestion und Abschluss*

Dein tiefes Inneres wird weiter für dich arbeiten und auch in deinen nächtlichen Träumen nach Hinweisen suchen, die dir helfen, immer deutlicher .... *(Ziele nennen)* .... So geht dein konstruktiver Weg jeden Tag ein Stück weiter und Du wirst immer stärker ....

Seifenblasen

Zielsetzung und Wirkungsweise:
Der Klient visualisiert seine störenden Gedanken und Einstellungen oder seine Wahrnehmung und Interpretation von Ereignissen als farbige Gedanken, die wie kleine Kügelchen in seinem Kopf durcheinander gehen. Verschiedene Aspekte seiner Problemkonstellation, wie beispielsweise Angst, Perfektionismus, schlechtes Gewissen, oder konkrete Gedanken, beispielsweise übertriebene Geldsorgen oder Krankheitsbefürchtungen (hypochondrische Gedanken) werden als farbige Gedankenkügelchen von der Atemluft eingesammelt und ausgeatmet. Als farbige Seifenblasen schweben sie durch den Raum und lösen sich auf. Gegenteilige Wahrnehmungen und Empfindungen werden gleichzeitig suggestiv in den Vordergrund gestellt.

Vorgehensweise:
In der linken Spalte sehen Sie den Ablauf des Anwendungsteils in mehreren Schritten. Die rechte Spalte enthält Beispielformulierungen. Diese sollten natürlich erweitert werden. Ich habe allgemeine Formulierungen gewählt, die Sie zunächst so übernehmen können. Lassen Sie dem Klienten immer etwas Zeit, um sich das Ganze auch vorzustellen bzw. die Szenen zu visualisieren. Die Lücken (..........) sind mit den spezifischen Themen, Problemen oder Symptomen sowie Zielsetzungen des Klienten zu füllen. Wie viele Schritte tatsächlich geeignet sind, hängt von der Anzahl beschreibbarer Symptome ab. Ich empfehle mindestens drei Schritte, wie im Beispiel gezeigt.

1. *Der Klient soll sich innerlich darauf einstellen, seine Probleme als Gedanken und Gefühle zu verstehen, die nur in seinem Kopf existieren.*

Du kennst die Schwierigkeiten, die du bis heute hattest. Du kennst auch deine Ziele. Du weißt, was du erreichen willst. Du willst .... *(Ziele formulieren)* ....

Dazu ist es erforderlich, dass du deine Gedanken und Gefühle veränderst. Wenn du einmal darüber nachdenkst, verstehst du, dass deine Schwierigkeiten vor allem das Ergebnis störender Gedanken und Gefühle waren. Du möchtest also diese störenden Gedanken und Gefühle loslassen, um deine Ziele schnell zu erreichen. Vielleicht bist du ja schon gespannt darauf, wie das funktioniert. Du stellst dir einmal vor, dass jeder einzelne Gedanke ein kleines farbiges Kügelchen ist, das sich in deinem Kopf befindet. Auch alle Gefühle befinden sich als kleine Kügelchen in deinem Kopf. Du musst also nur die störenden Gedanken und Gefühle auffinden, um sie loszulassen. Du erkennst sie an ihrer Farbe. Deine Atmung hilft dir dabei.

2. *Der Therapeut legt eine Farbe für das erste Symptom fest. Die Farben können in jedem Schritt frei gewählt werden. Sie sollten deutlich gegeneinander abgegrenzt sein. Vermeiden Sie also beispielsweise hellblau und im nächsten Schritt dunkelblau.*

Betrachten wir doch beispielsweise einmal .... *(Symptom schildern)* .... So kannst du dir vorstellen, dass alle Gedanken und alle Gefühle die zu ... *(Symptom nennen)* ... gehören, die Farbe Blau tragen. In deinem Kopf gibt es also ganz viele kleine blaue Kugeln, die du loslassen kannst. Das machst du über die Atmung. Du atmest ein und die Atemluft durchströmt deinen Kopf. Du siehst es vor deinem inneren Auge. Die Atemluft sammelt alle blauen Gedanken und Gefühle ein und trägt sie mit sich. Und du atmest sie aus. Als Seifenblasen kommen sie aus deiner Nase und schweben durch den Raum. Lauter blaue Seifenblasen. Und eine nach der anderen löst sich auf. Sie zerplatzen einfach. Und du machst weiter. Du atmest ein und sammelst alle blauen Gedanken und Gefühle ein. Als Seifenblasen atmest du sie aus. Sie schweben durch den Raum und lösen sich auf. Das wiederholst du mit jedem Atemzug. Dein/e ... *(Symptom nennen)* ... löst sich immer mehr auf.

3. *Der Therapeut suggeriert, dass das tiefe Unbewusste des Klienten gleichzeitig das Gegenteil des Symptoms aufbaut, beispielsweise Mut für Angst.*

Dein tiefes Inneres lässt inzwischen neue Gedanken entstehen. Du wirst dabei ... *(Ziel/Symptomgegenteil nennen)* ... Das geht wie von selbst. Du atmest einfach weiter und beobachtest die blauen Seifenblasen, die sich auflösen.

4. *Der Therapeut legt eine neue Farbe für das zweite Symptom fest.*

Betrachten wir nun .... *(Symptom schildern)* .... Alle Gedanken und Gefühle die zu ... *(Symptom nennen)* ... gehören, sind gelb. In deinem Kopf gibt es also ganz viele gelbe Kugeln, die du loslassen kannst. Du atmest ein und sammelst alle gelben Gedanken und Gefühle ein. Und du atmest sie aus. Als Seifenblasen kommen sie aus deiner Nase und schweben durch den Raum. Lauter gelbe Seifenblasen. Und eine nach der anderen löst sich auf. Sie zerplatzen einfach. Und du machst weiter. Du atmest ein und sammelst alle gelben Gedanken und Gefühle ein. Als Seifenblasen atmest du sie aus. Sie schweben durch den Raum und lösen sich auf. Das wiederholst du mit jedem Atemzug.

5. *Der Therapeut suggeriert, dass das tiefe Unbewusste des Klienten gleichzeitig das Gegenteil des Symptoms aufbaut, beispielsweise Mut für Angst.*

Dein tiefes Inneres lässt schon wieder neue Gedanken entstehen. Du wirst dabei ... *(Ziel/Symptomgegenteil nennen)* ... Das geht wie von selbst. Du atmest einfach weiter und beobachtest die gelben Seifenblasen, die sich auflösen.

6. *Der Therapeut legt eine neue Farbe für das dritte Symptom fest.*

Als nächstes geht es um .... *(Symptom schildern)* .... Alle Gedanken und Gefühle die zu ... *(Symptom nennen)* ... gehören, sind rot. In deinem Kopf gibt es also ganz viele rote Kugeln, die du loslassen kannst. Du atmest ein und sammelst alle roten Gedanken und Gefühle ein. Und du atmest sie aus. Als Seifenblasen kommen sie aus deiner Nase und schweben durch den Raum. Lauter rote Seifenblasen. Und eine nach der anderen löst sich auf. Sie zerplatzen einfach. Und du machst weiter. Du atmest ein und sammelst alle roten Gedanken und Gefühle ein. Als Seifenblasen atmest du sie aus. Sie schweben durch den Raum und lösen sich auf. Das wiederholst du mit jedem Atemzug.

7. *Der Therapeut suggeriert, dass das tiefe Unbewusste des Klienten gleichzeitig das Gegenteil des Symptoms aufbaut, beispielsweise Mut für Angst.*

Dein tiefes Inneres lässt schon wieder neue Gedanken entstehen. Du wirst dabei … *(Ziel/Symptomgegenteil nennen)* … Das geht wie von selbst. Du atmest einfach weiter und beobachtest die roten Seifenblasen, die sich auflösen.

8. *Posthypnotische Suggestion und Abschluss.*

In tiefes Inneres prägt sich alles ein. Tief in dir weißt du, dass du tatsächlich alle störenden Gedanken und Gefühle ausatmen kannst, heute und an jedem Tag in deinem Leben. Du weißt auch, dass alles, was du loslässt, durch neue, helfende, konstruktive Gedanken ersetzt wird. Heute kannst du es spüren. Also kannst du es auch an jedem anderen Tag in deinem Leben spüren. Wann immer du willst, schließt du einfach kurz deine Augen und atmest alles Störende als farbiges Seifenblasen aus. Genau wie heute zerplatzen sie und lösen sich auf. Und du spürst neue Kraft.

Die Zeitreise

Zielsetzung und Wirkungsweise:
In einer Fantasiereise wird der Klient in eine symptomfreie Zeit zurück versetzt, um an seine früheren Wahrnehmungsmuster oder Verarbeitungsstrategien anzuknüpfen. Diese werden verankert und mit in die Gegenwart transportiert. Diese Methode eignet sich, wenn Klienten Symptome oder Schwierigkeiten haben, die zu einem früheren Zeitpunkt, an den sie sich noch erinnern, nicht da waren. Beispielweise bei Angstzuständen, die vor einigen Monaten oder Jahren noch völlig fremd für den Klienten waren. Zur Bearbeitung von Selbstunsicherheit oder anderen Empfindungen, die in der subjektiven Wahrnehmung des Klienten schon immer vorhanden waren, eignet sich diese Methode nicht.

Vorgehensweise:
In der linken Spalte sehen Sie den Ablauf des Anwendungsteils in mehreren Schritten. Die rechte Spalte enthält Beispielformulierungen. Diese sollten natürlich erweitert werden. Ich habe allgemeine Formulierungen gewählt, die Sie zunächst so übernehmen können. Lassen Sie dem Klienten immer etwas Zeit, um sich das Ganze auch vorzustellen bzw. die Szenen zu visualisieren. Die Lücken (..........) sind mit den spezifischen Themen, Problemen oder Symptomen sowie Zielsetzungen des Klienten zu füllen.

1. *Der Klient wird auf eine Zeitreise vorbereitet, die in seiner Vorstellungswelt ablaufen soll. Es soll eine Phase der Vergangenheit gefunden werden, als die Probleme oder Symptome noch nicht existierten.*

Du bist heute hier, um etwas zu verändern. Du kennst die Schwierigkeiten, die du schon so oft hattest. Und schon oft hast du dich gefragt, wie du das früher gemacht hast. Denn es gab einmal eine Zeit, als alles noch anders war. Vielleicht ist es lange her, doch du .... *(vergangener Zustand, der dem Zielzustand entspricht, erläutern)* ....

Du weißt also, dass du dich von innen heraus verändern kannst. Du machst dir klar, dass du all das, was du zu dieser Veränderung brauchst, bereits hast. Denn es gab diese Zeit, als es genauso war, wie du es auch heute haben willst. Wenn du nun also zurückgehen könntest in diese Zeit, um dich selbst dort zu besuchen um dann von dir selbst zu lernen, dann kann es sogar einfach sein, diesen Zustand noch einmal in dir zu wecken. Du kannst so sein wie früher. Zunächst einmal werde ich dir dabei helfen, in diese Zeit zu gehen, damit du dort dich selbst erleben kannst. Damit du dich selbst dort abholen kannst.

2. *Der Therapeut führt den Klienten in der Zeit zurück. Der Klient findet dabei den geeigneten Zeitpunkt.*

Stell dir einmal vor, du stehst in einem endlos langen Flur. In diesem Flur hängen lauter Spiegel an der Wand. Jeder einzelne Spiegel so hoch, dass du dich ganz darin sehen kannst. Du stehst vor dem äußerst rechten Spiegel und schaust hinein. Du siehst dein Spiegelbild. Dann gehst du langsam nach links, Schritt für Schritt, Spiegel für Spiegel. Jeder Spiegel steht für ein Jahr. Du siehst also schon in dem zweiten Spiegel, dass du etwas jünger bist. Du siehst dich selbst vor einem Jahr in diesem Spiegel. Dann gehst du weiter und weiter. Mit jedem Spiegel wirst du etwas jünger. Vielleicht verändert sich deine Frisur immer mehr. Vielleicht die Farbe deiner Haare und auch deine Gesichtszüge werden langsam jünger. So gehst du mit jedem Spiegel um ein Jahr zurück und kommst immer mehr in deine Vergangenheit hinein. Vielleicht verändert sich auch dein Körper. Vielleicht warst du ja früher einmal etwas dicker oder auch dünner. Wenn Du ganz weit zurückgehst, wirst du vielleicht auch kleiner.

3. *Der Klient nähert sich dem Ziel. Durch sprachliche Führung des Therapeuten fokussiert er seine Erinnerungen.*

Und schon bald hast du die richtige Zeit erreicht. Du siehst sie schon näher kommen. Diese Zeit, als es dir noch besser ging. Vielleicht bist du ein gutes Stück jünger als heute. Vielleicht bist du sogar kleiner, weil du ein Kind bist. Manchmal lohnt es sich, in eine sehr weit entfernte Zeit zurückzugehen, um die eigene Kraft zu finden.

Du kommst also bei dem richtigen Spiegel an und siehst dich darin. Du erkennst dich natürlich. Du siehst aber anders aus. Du hast andere Gefühle, andere Gedanken, andere Fähigkeiten. Dieser Spiegel ist ein ganz besonderer Spiegel. Du kannst nicht nur hinein sehen. Du kannst hineingehen und damit eine Welt betreten, die in deiner Vergangenheit einmal sehr wichtig war. Geh also hinein. Erinnere dich an diese Zeit. Lass sie noch einmal erwachen. Begegne dir selbst und spüre, dass du ………. *(vergangener Zustand, der dem Zielzustand entspricht, erläutern)* ……….

4. *Der innere Zustand des Klienten, der seinem gewünschten Zielzustand entspricht, wird nun in die Wahrnehmung und das Verhalten integriert.*

Und nun stellst du dir eine typische Situation vor, die dir schon oft Schwierigkeiten gemacht hat. Du weißt, dass diese jüngere Ausgabe von dir selbst, der du hier begegnet bist, gut mit der Situation fertig wird. Schicke nun dich selbst als jüngere Personen mit all diesen Fähigkeiten und Eigenschaften in diese Situation. Und beobachte dich selbst. Schau dir an, wie dein jüngeres Ich denkt, wie es fühlt, wie es handelt.
All das spürst du auch in dir noch einmal. Immerhin bist du es, den du da beobachtest. Du machst dir noch einmal klar, dass du gerade von dir selbst lernst, wie du sein kannst. Wie du schon einmal warst. Wie du tief im Innern immer noch bist. Und wie du immer sein kannst. Du bist .... *(vergangener Zustand, der dem Zielzustand entspricht, erläutern)* ....

Du stehst neben dir selbst, in einer früheren Zeit, die du hier und heute, genau jetzt, wieder aufleben lässt. Vielleicht spürst du schon diese Kraft, diese Energie, die Magie der Veränderung.

5. *Verankerung des früheren Zustandes.*

Du bist in deiner eigenen Vergangenheit. Du spürst, dass alles anders ist, hier in der Vergangenheit. Alles ist besser. So wie du es willst. Doch für dich ist es Gegenwart. Denn du bist ja hier. Du siehst dich selbst als jüngere Person, in der Zeit, in der du dich jetzt befindest. Du stellst dir vor, wie diese jüngere Person jeden Tag deines Lebens gestalten kann. Du selbst bist diese jüngere Person. Du selbst kannst all das. Du prägst es dir ein, um es auf dem Rückweg mitzunehmen.

6. *Rückweg in die heutige Zeit.*

Dann gehst du zurück. Du gehst an den Spiegeln vorbei und kannst hineinsehen. Mit jedem Spiegel wirst du wieder älter und vielleicht auch größer. Dein Aussehen verändert sich. Deine Haare, deine Gesichtszüge und auch deine Körperhaltung ändern sich, indem du wieder in die heutige Zeit zurückkommst. Du bringst die guten und hilfreichen Eigenschaften und Fähigkeiten deines jüngeren Ichs mit. Du kannst mit allen Schwierigkeiten viel besser umgehen, je näher du der Gegenwart kommst.

7. *Posthypnotische Suggestion und Abschluss.*

Während du dich der Gegenwart näherst, machst du dir noch einmal klar, dass du jeden Tag die Fähigkeiten nutzen kannst, die du bei deinem jüngeren Ich abgeholt hast. Du kannst sie jederzeit nutzen, das weißt du. Und wenn das nicht genügen sollte, kannst du dir deine eigenen Fähigkeiten ja jeden Tag noch einmal abholen. Dein jüngeres Ich ist ja in dir. Du weißt es. Und immer, wenn du denkst, du kommst nicht weiter, und immer, wenn du spürst, dass deine früheren Schwierigkeiten noch einmal zurückkommen könnten, macht sich dein Unterbewusstsein sofort auf den Weg in die Zeit deiner größten Fähigkeiten und holt dich dort ab. So kannst du immer und überall sofort auf deine guten Fähigkeiten zugreifen. Immer und überall.

Dein Vorbild und Du

Zielsetzung und Wirkungsweise:
Die Arbeit mit Vorbildern eignet sich vor allem zur Vorbereitung auf bestimmte Situationen, beispielsweise Prüfungen, Präsentationen oder Vorträge, Verhandlungen, Bühnenauftritte, zur Förderung künstlerischer Fertigkeiten oder auch für Sporthypnosen. Im Zustand der Trance lernt der Klient von einem selbst gewählten Vorbild. Das Vorbild wird visualisiert und der Klient beobachtet seine Fähigkeiten und Fertigkeiten aus der Sicht des Vorbildes. So übernimmt er schrittweise Merkmale seines Vorbildes in das eigene Verhaltensrepertoire.

Vorgehensweise:
In der linken Spalte sehen Sie den Ablauf des Anwendungsteils in 8 Schritten. Die rechte Spalte enthält Beispielformulierungen. Diese sollten natürlich erweitert werden. Ich habe allgemeine Formulierungen gewählt, die Sie zunächst so übernehmen können. Lassen Sie dem Klienten immer etwas Zeit, um sich das Ganze auch vorzustellen bzw. die Szenen zu visualisieren. Die Lücken (..........) sind mit den spezifischen Themen, Problemen oder Symptomen sowie Zielsetzungen des Klienten zu füllen.

1. *Der Klient soll ein geeignetes Vorbild visualisieren, also eine Person, die all die Fähigkeiten und Eigenschaften hat, die er sich wünscht, bzw. die besser mit den Problemen des Klienten umgehen könnte. Es spielt keine Rolle, ob seine Einschätzung des Vorbildes richtig ist. Außerdem kann auch eine Kunstfigur ein Vorbild sein.*

Du willst etwas verändern. Du willst heute an deinen Fähigkeiten arbeiten, an deinem tiefen Potenzial, das sich sogar zu einem neuen Menschen machen kann. Du willst .... *(Ziel formulieren)* ....
Du hast dich schon oft gefragt, wie du das erreichen könntest. Im Grunde genommen weißt du es ganz genau. Denn du kennst Menschen, die diese Eigenschaften und Fähigkeiten haben, die du aufbauen möchtest. Du hast diese Fähigkeiten auch, also kannst du heute lernen, sie zu nutzen. Denke nun an jemanden, der ein Vorbild sein kann, der diese Fähigkeiten bereits hat. Denke an ihn und sage dir: So will auch ich sein.
Du stellst dir schon einmal vor, wie gut es sein wird, wenn du du bist, gleichzeitig aber die Möglichkeiten und die Fähigkeiten deines Vorbildes hast. Denn genau das ist möglich. Vielleicht weißt du ja, dass du nur deswegen ein Vorbild haben kannst, weil du ganz genau weißt, wie auch du sein kannst.

2. *Der Klient wird nun angewiesen, sein Vorbild genau zu beobachten, um möglichst viele Details seiner Fähigkeiten zu erkennen.*

Stell dir nun einmal dein Vorbild genau vor. Betrachte diese Personen. Stell sie dabei in eine Situation, in der du die Eigenschaften dieses Vorbilds am besten gebrauchen könntest. Du kennst ja die Situationen, die dir so oft Schwierigkeiten gemacht haben. Dein Vorbild hat solche Situationen im Griff. Du stellst dir also vor, wie diese Personen .... *(typische Problemsituation schildern)* ....

3. *Der Klient soll nun in die Perspektive seines Vorbildes gehen, um seine Wahrnehmungsmuster oder Verhaltensweisen schrittweise zu übernehmen.*

Nun stell dich einmal hinter dein Vorbild, um ihm dann über die Schulter zu sehen. So kannst du genau erleben, wie dein Vorbild eigentlich die Situation sieht. Dann kommst du selbst in diese Sichtweise hinein, kannst sie besser nachempfinden und Schritt für Schritt übernehmen. Du lernst von deinem Vorbild. Schau einfach zu.

4. *Erster Schritt: die Sichtweise des Vorbildes übernehmen.*

Betrachte die Situation immer wieder und gehe nun selbst in dein Vorbild hinein. Du kannst durch seine Augen sehen. Du siehst die Situation genau so, wie sie von diesem guten Vorbild wahrgenommen wird.

5. *Zweiter Schritt: das Körpergefühl des Vorbildes übernehmen.*

Lass die Situation immer und immer wieder ablaufen. Du schaust immer noch durch die Augen deines Vorbildes. Du kannst alles ganz genauso wahrnehmen und auch alles ganz genauso tun. Achte einmal auf die Bewegungen deines Vorbildes, vielleicht auf die Mimik und die Gestik. Und gehe ganz in dieses Gefühl hinein. Du selbst übernimmst diese Bewegungen, die Gestik und auch die Mimik deines Vorbildes. Denn so kannst du noch viel deutlicher nachvollziehen, wie dein Vorbild denkt, fühlt und handelt.

6. *Dritter Schritt: die Einstellung des Vorbildes übernehmen.*

Du kannst aber noch tiefer in ein Vorbild hineingehen, wie ein Geist in die Person hineinschlüpfen. So kannst am besten nachempfinden, was dein Vorbild denkt und fühlt. So kannst am besten von deinem Vorbild lernen. Denn das ist es, was du willst. Du willst heute lernen, wie dein Vorbild das macht .... *(Ziele formulieren)* .... Dein Vorbild kann das. Du kannst es auch. Du lernst es gerade. Du kannst genauso stark sein, genauso souverän wie dein Vorbild.

7. *Vierter Schritt: Der Klient geht ganz in die Rolle des Vorbildes.*

Nun hast du bereits viel gelernt. Du kannst es bereits ganz genauso wie dein Vorbild. Du kannst so denken, du kannst so handeln, du kannst so sein. Du gehst also nun ganz in diese Rolle hinein. Du gehst noch einmal in die Situation. Du stehst dort. Du bist es, doch du hast alle Möglichkeiten deines Vorbildes. Du kannst die Situation ganz genauso bewältigen wie dein Vorbild, bist genauso gut und genauso stark. Du kannst alles ganz genauso. In dieses schöne Gefühl, etwas Neues gelernt zu haben, gehst du jetzt ganz tief hinein. Dein tiefes Inneres prägt sich alles genau ein.

8. *Posthypnotischer Auftrag und Abschluss.*

Genau jetzt, in diesem Moment, siehst du, dass du bereits alles kannst, was du brauchst. Und wenn du noch einmal ……… *(Problemsituation beschreiben)* ……… dann erinnerst du dich sofort daran, wie dein Vorbild denken und handeln würde. Du machst es genauso.

Ausleitungen

Ausleitung in drei Schritten

> ***Wirkungsweise:***
> *Die Trance soll beendet werden. Zählen stellt den Klienten innerlich auf eine Schrittfolge ein. Schritt für Schritt orientiert er sich wieder zum hellwachen Zustand hin.*
>
> ***Vorgehensweise:***
> *Die Ausleitung wird zunächst angekündigt. Ideomotorische Signale wie Fingerbewegungen oder Armlevitation sollten zurückgenommen werden. Mit jedem Zählschritt wird die Stimme etwas lauter.*

Nun ist es Zeit, zurückzukehren hier in diesen Raum und bald wieder wach zu werden … … Du orientierst dich zu meiner Stimme hin und hörst mich laut und deutlich … … Alle Gedanken und Traumbilder, die du vielleicht noch siehst, lässt du nun los … … Es ist Zeit, zurückzukommen … … und wieder wach zu werden … … wacher und wacher … … Schritt für Schritt kommst du zurück und wirst wach … …

[Sofern mit Körpersignalen gearbeitet wurde, sollten die betreffenden Suggestionen zurückgenommen werden. „Du hast die volle Kontrolle über deinen Arm und deine Finger".]

… … Ich werde dich gleich aufwecken und dazu werde ich bis drei zählen … … Und wenn ich bei drei angekommen bin, dann bist du vollkommen wach … … vollkommen wach und gut erholt … … Sobald ich bei drei ankomme, bist Du vollkommen wach … …

… **Eins** … Dein Puls nimmt wieder deine normalen Wachwerte an, dein Kreislauf ist stabil …

… **Zwei** … Deine Atmung kommt zurück auf dein normales Wachniveau und du spürst, dass du zurückkommst und dass du gleich wieder vollkommen wach bist …

… **Drei** … Wach auf!

Ausleitung in fünf Schritten

> ***Wirkungsweise:***
> *Die Trance soll beendet werden. Zählen stellt den Klienten innerlich auf eine Schrittfolge ein. Schritt für Schritt orientiert er sich wieder zum hellwachen Zustand hin.*
>
> ***Vorgehensweise:***
> *Die Ausleitung wird zunächst angekündigt. Ideomotorische Signale wie Fingerbewegungen oder Armlevitation sollten zurückgenommen werden. Mit jedem Zählschritt wird die Stimme etwas lauter.*

Nun ist es Zeit, zurückzukehren hier in diesen Raum und bald wieder wach zu werden. Ich werde Dich gleich aufwecken und dazu werde ich bis fünf zählen. Und wenn ich bei fünf angekommen bin, dann bist Du vollkommen wach. Vollkommen wach und gut erholt. Sobald ich bei fünf ankomme, bist Du vollkommen wach …

[Sofern mit Körpersignalen gearbeitet wurde, sollten die betreffenden Suggestionen zurückgenommen werden. „Du hast die volle Kontrolle über deinen Arm und deine Finger".]

… **Eins** … Dein Puls beschleunigt sich und nimmt wieder deine normalen Wachwerte an …

… **Zwei** … Dein Kreislauf ist stabil, du fühlst dich vollkommen wohl …

… **Drei** … Deine Atmung kommt zurück auf dein normales Wachniveau und du spürst, dass du nun zurückkommst …

… **Vier** … Meine Stimme wird lauter und du spürst, dass du gleich wieder vollkommen wach bist … nur noch ein Schritt, dann bist du wach …

… **Fünf** … Öffne die Augen!

Ausleitung in sieben Schritten

> ***Wirkungsweise:***
> *Die Trance soll beendet werden. Zählen stellt den Klienten innerlich auf eine Schrittfolge ein. In sieben Schritten sollte gezählt werden, wenn die Trance länger als eine Stunde gedauert hat. So hat der Klient mehr Zeit zur Reorientierung.*
>
> ***Vorgehensweise:***
> *Die Ausleitung wird zunächst angekündigt. Ideomotorische Signale wie Fingerbewegungen oder Armlevitation sollten zurückgenommen werden. Mit jedem Zählschritt wird die Stimme etwas lauter.*

Nun ist es Zeit, zurückzukehren hier in diesen Raum und bald wieder wach zu werden. Ich werde Dich gleich aufwecken und dazu werde ich bis sieben zählen. Und wenn ich bei sieben angekommen bin, dann bist Du vollkommen wach. Vollkommen wach und gut erholt. Sobald ich bei sieben ankomme, bist Du vollkommen wach …

[Sofern mit Körpersignalen gearbeitet wurde, sollten die betreffenden Suggestionen zurückgenommen werden. „Du hast die volle Kontrolle über deinen Arm und deine Finger“.]

… **Eins** … Dein Puls beschleunigt sich und nimmt wieder deine normalen Wachwerte an …

… **Zwei** … Dein Kreislauf ist stabil, du fühlst dich vollkommen wohl …

… **Drei** … Deine Atmung kommt zurück auf dein normales Wachniveau und du spürst, dass du nun zurückkommst …

… **Vier** … Dein Körper fühlt sich normal und gut an, du hast die volle Kontrolle über deinen Körper…

… **Fünf** …Du wirst wacher und wacher …

… **Sechs** … Meine Stimme wird lauter und du spürst, dass du gleich vollkommen wach bist …

… **Sieben** … Wach auf und öffne die Augen!

Du gehst die Treppe hoch

> ***Wirkungsweise:***
> *Die Trance soll beendet werden. Die Vorstellung einer Treppe stellt den Klienten innerlich auf eine Schrittfolge ein. In mehreren Schritten sollte auf einer imaginären Treppe nach oben gegangen werden. So hat der Klient mehr Zeit zur Reorientierung.*
>
> ***Vorgehensweise:***
> *Die Ausleitung wird zunächst angekündigt. Ideomotorische Signale wie Fingerbewegungen oder Armlevitation sollten zurückgenommen werden. Mit jeder Stufe wird die Stimme etwas lauter.*

Nun ist es Zeit, zurückzukehren hier in diesen Raum und bald wieder wach zu werden. Ich werde dich gleich aufwecken und dazu stellst du dir einmal eine Treppe vor, die nach oben führt. Und wenn du oben angekommen bist, dann bist du vollkommen wach. Sobald du oben angekommen bist, bist du vollkommen wach …

[Sofern mit Körpersignalen gearbeitet wurde, sollten die betreffenden Suggestionen zurückgenommen werden. „Du hast die volle Kontrolle über deinen Arm und deine Finger".]

… … Du gehst also auf der Treppe nach oben … … Stufe für Stufe und Schritt für Schritt … … Mit jeder Stufe, die du nach oben gehst, wirst du wacher … … Und von Stufe zu Stufe wird es heller … … Es ist etwa so, als würdest du aus einem tiefen Keller heraus nach oben gehen … … Auch da weißt du, dass du mit jedem Schritt näher an die Oberfläche gelangst … … Du gehst also immer höher und höher … … Stufe für Stufe … … heller und heller … … wacher und wacher … … Du bist schon fast oben angekommen … … Du gehst immer weiter … … immer weiter nach oben und es wird heller und heller … … und du wirst wacher und wacher … … So, als wenn du aus einem Keller nach oben gehst, werden die Geräusche um dich herum lauter, denn gleich bist du wieder hier … … Aus deiner Tiefe zurückgekehrt und wach … … Du öffnest die Augen und bist wach … …

Komm zurück

> ***Wirkungsweise:***
> *Die Trance soll beendet werden. Der Klient stellt sich innerlich auf das Wachwerden ein. Langsam orientiert er sich wieder zum hellwachen Zustand hin.*
>
> ***Vorgehensweise:***
> *Die Ausleitung wird zunächst angekündigt. Mit jedem Satz wird die Stimme etwas lauter.*

Nun sind wir mit der heutigen Arbeit fertig und es ist Zeit, wieder hier in diesen Raum zurückzukommen … … Und dazu kommst du immer näher und näher und merkst schon bald, dass du dich viel wacher fühlst … …

> *[Sofern mit Körpersignalen gearbeitet wurde, sollten die betreffenden Suggestionen zurückgenommen werden. „Du hast die volle Kontrolle über deinen Arm und deine Finger".]*

… … Du orientierst dich zu mir hin … … Du konzentrierst dich auf meine Stimme und hörst mich gut … … Du kommst einfach zurück ins Hier und Jetzt … … Du wirst wacher mit jedem Atemzug … …

… … Du beginnst dich zu bewegen und zu strecken … … Du atmest tief ein und aus … … Und während du wacher und wacher wirst … … in deinem eigenen Tempo … … in deiner Geschwindigkeit … … spürst du, dass wieder Frische und Energie in deinen Körper treten und du gleich völlig wach und fit bist … …

… … Komm nun in deiner Geschwindigkeit zurück … … Und sobald du vollkommen wach bist, kannst du die Augen öffnen und dich wohl fühlen … …

Ausleitung über die Atmung

> ***Wirkungsweise:***
> *Die Trance soll beendet werden. Der Klient stellt sich innerlich auf das Wachwerden ein. Langsam orientiert er sich wieder zum hellwachen Zustand hin.*
>
> ***Vorgehensweise:***
> *Die Ausleitung wird zunächst angekündigt. Mit jedem Satz wird die Stimme etwas lauter.*

Wir sind fast am Ende angekommen … … Es ist daher Zeit, nun langsam wieder hierher zurückzukehren … … in deiner Geschwindigkeit, in deinem Tempo wieder wach zu werden … …

[Sofern mit Körpersignalen gearbeitet wurde, sollten die betreffenden Suggestionen zurückgenommen werden. „Du hast die volle Kontrolle über deinen Arm und deine Finger".]

… … Mit der Atmung konntest du deine Trance vertiefen, also kannst du auch über die Atmung wieder wach werden … … Das ist ganz leicht … … Immer wenn du einatmest, wirst du etwas wacher … …

Mit jedem Atemzug wirst du wacher und wacher … … Du atmest ein und dein Puls beschleunigt sich … … Das hilft dir, wach zu werden … … Du atmest ein und dein Kreislauf bleibt stabil … … Du spürst, dass es dir gut geht … … Du atmest ein und Leben kehrt in deinen Körper zurück … … Du atmest ein und möchtest dich bewegen … … Du atmest ein und deine Gedanken werden klarer … … Du atmest ein und wirst wacher … … Du atmest ein und kommst näher und näher … … Du atmest ein und hörst mich deutlicher … … Du atmest ein und öffnest die Augen … …

Das Leben kommt zurück

> ***Wirkungsweise:***
> *Die Trance soll beendet werden. Der Klient stellt sich innerlich auf das Wachwerden ein. Über die Wahrnehmung des eigenen Körpers orientiert sich der Klient wieder zurück und wird wach. Diese Ausleitung eignet sich besonders für das Beenden von Fantasiereisen.*
>
> ***Vorgehensweise:***
> *Die Ausleitung wird in deutlich schnellerem Tempo gesprochen als die vorherigen Bausteine der Hypnosesitzung. Die Lautstärke entspricht der Unterhaltung im wachen Zustand.*

Nun ist es Zeit, alle inneren Bilder auszublenden und wieder zurückzukehren, um wieder ganz im Hier und Jetzt zu sein. Du stellst dich also darauf ein, wieder wach zu werden. In wenigen Augenblicken wieder ganz hier zu sein, hier in diesem Raum, vollkommen wach und gut erholt.

[Sofern mit Körpersignalen gearbeitet wurde, sollten die betreffenden Suggestionen zurückgenommen werden. „Du hast die volle Kontrolle über deinen Arm und deine Finger".]

Und schon kommt das Leben zurück in deinen Körper, in die Füße, in die Beine, in den Bauch. Du atmest tief ein, dabei kommt das Leben auch zurück in deinen Oberkörper, in die Arme und in den Kopf. Du atmest noch einmal tief ein und verspürst schon wieder den Drang, dich zu bewegen. Du reckst dich und streckst dich. Du bewegst die Arme und Beine und wirst wieder wach. Noch einmal atmest du tief ein und öffnest die Augen. Du bist wieder wach.

Dein Körper wird wach

> ***Wirkungsweise:***
> *Die Trance soll beendet werden. Der Klient stellt sich innerlich auf das Wachwerden ein. Über die Wahrnehmung des eigenen Körpers orientiert sich der Klient wieder zurück und wird wach. Diese Ausleitung eignet sich besonders für das Beenden von Fantasiereisen.*
>
> ***Vorgehensweise:***
> *Die Ausleitung wird in deutlich schnellerem Tempo gesprochen als die vorherigen Bausteine der Hypnosesitzung. Die Lautstärke entspricht der Unterhaltung im wachen Zustand.*

Nun ist es Zeit, alle inneren Bilder auszublenden und wieder zurückzukehren, um wieder ganz im Hier und Jetzt zu sein. Du stellst dich also darauf ein, wieder wach zu werden. In wenigen Augenblicken wieder ganz hier zu sein, hier in diesem Raum, vollkommen wach und gut erholt.

[Sofern mit Körpersignalen gearbeitet wurde, sollten die betreffenden Suggestionen zurückgenommen werden. „Du hast die volle Kontrolle über deinen Arm und deine Finger".]

Dein Körper wird nun Schritt für Schritt wieder wach. Von unten nach oben wirst Du wacher. Das Aufwachen beginnt bei den Füßen. Deine Füße wachen auf. Vielleicht spürst du sie schon wieder etwas deutlicher. Dann wachen deine Beine auf, zuerst die Unterschenkel und dann die Oberschenkel. Anschließend kann dein Bauch aufwachen, auch dein Rücken wacht auf. Du spürst die Unterlage unter deinem Körper. Dein Oberkörper mit wacher und wacher. Auch deine Arme wachen auf. Du spürst schon wieder den Drang, sich zu bewegen. Wenn du willst, kannst Du deine Arme und Beine schon bewegen, dich recken und strecken. Schließlich wacht dein Kopf auf. Deine Gedanken werden klarer und du möchtest die Augen öffnen. Du kommst zurück und bist wach.

Die Sinne spüren

> ***Wirkungsweise:***
> *Die Trance soll beendet werden. Der Klient stellt sich innerlich auf das Wachwerden ein. Über die Wahrnehmung der eigenen Sinne orientiert sich der Klient wieder zurück und wird wach.*
>
> ***Vorgehensweise:***
> *Die Ausleitung wird in deutlich schnellerem Tempo gesprochen als die vorherigen Bausteine der Hypnosesitzung. Die Lautstärke entspricht der Unterhaltung im wachen Zustand.*

Für heute geht deine Trance zu Ende. Es ist an der Zeit, zurückzukehren hier in diesen Raum. In wenigen Augenblicken wieder wach zu sein. Im Zustand der Entspannung haben wir nicht immer Konzentration für unsere Sinne, obwohl sie viel besser funktionieren als im wachen Zustand. Im wachen Zustand benutzen wir die Sinne nur gezielter.

[Sofern mit Körpersignalen gearbeitet wurde, sollten die betreffenden Suggestionen zurückgenommen werden. „Du hast die volle Kontrolle über deinen Arm und deine Finger".]

Du achtest also zunächst einmal auf dein Gehör. Dann wirst du schon spüren, dass die Geräusche der Umgebung deutlicher werden. Du kannst dich mit deinen Ohren orientieren und ganz genau alle Geräusche aufnehmen, wie hier in diesem Raum sind. Es ist so, als könntest du dein Gehör lauter drehen und dabei wach werden. Als nächstes achtest du einmal auf deinen Tastsinn. Du kannst deine Umgebung über den Körper spüren. Dann fühlst du zum Beispiel die Unterlage unter deinem Körper. Du kannst auch mit den Händen danach greifen und die Unterlage spüren. Auch dieser Sinn funktioniert hervorragend und du wirst dabei wach. Dann kannst du dich auf den Sehsinn konzentrieren. Vielleicht kannst du schon mit geschlossenen Augen etwas Licht erkennen, das durch deine Augenlider hindurch scheint. Um diesen Sinn noch zu verstärken, kannst du die Augen nun langsam öffnen. Du kannst deine Umgebung wieder sehen und bist wach.

Licht an

> ***Wirkungsweise:***
> *Die Trance soll beendet werden. Der Klient stellt sich innerlich auf das Wachwerden ein. Über eine kurze Trancegeschichte orientiert sich der Klient wieder zurück und wird wach. Diese Ausleitung eignet sich besonders für das Beenden von Fantasiereisen.*
>
> ***Vorgehensweise:***
> *Die Ausleitung wird in deutlich schnellerem Tempo gesprochen als die vorherigen Bausteine der Hypnosesitzung. Die Lautstärke entspricht der Unterhaltung im wachen Zustand.*

Nun ist es Zeit, alle inneren Bilder auszublenden und wieder zurückzukehren, um wieder ganz im Hier und Jetzt zu sein. Du stellst dich also darauf ein, wieder wach zu werden. In wenigen Augenblicken wieder ganz hier zu sein, hier in diesem Raum, vollkommen wach und gut erholt.

[Sofern mit Körpersignalen gearbeitet wurde, sollten die betreffenden Suggestionen zurückgenommen werden. „Du hast die volle Kontrolle über deinen Arm und deine Finger".]

Alle Gedanken und Bilder, die du jetzt im Kopf hast, kannst du langsam ausblenden. Du kannst dir alle Gedanken vorstellen wie ein Film auf einer Leinwand. Du hast sie dir angeschaut, vielleicht würdest du auch gerne das eine oder andere länger betrachten. Du weißt, dass du jederzeit noch einmal in deine inneren Bilder gehen kannst, um sie anzuschauen. Jetzt aber blendest du alle Bilder aus. Dazu stellst du dir vor, wie alle inneren Bilder und alle Gedanken auf dieser Leinwand immer dunkler werden. So, als würde jemand das Licht ausdrehen. Die Bilder und Gedanken werden dunkler und blasser. Bis du sie kaum noch erkennen kannst. Wie in einem Kino, wenn die Vorstellung zu Ende geht. Die Leinwand wird dunkel. Der Film ist zu Ende. Du kannst das Licht einschalten, indem du die Augen öffnest und wieder wach bist.

Die Farbtafel

Der Einsatz der Farbtafel wurde auf Seite 20 erklärt. Sie können die Tafel auf der rechten Seite ausschneiden, um damit die Einleitung zu üben. Sie können die Tafel auch sehr leicht selbst herstellen, wenn sie sich etwas mit WORD oder einem anderen Programm auskennen. Weiße, bedruckbare Karteikarten erhalten sie überall im Handel. Es genügt vollkommen, mit einem Farbdrucker solche Karten auszudrucken.
Die Karte wird beim Betrachten hochkant gehalten. Der schwarze Punkt innerhalb des roten Feldes wird mit den Augen fixiert. Achten Sie auf einen Abstand von circa 30 Zentimetern.

unten

oben

Der Autor

Ingo Michael Simon studierte Psychologie und Pädagogik und ist Hypnosetherapeut mit Praxistätigkeiten in Südwestdeutschland und in der Schweiz. Mit Hilfe hypnosegestützter Psychotherapie behandelt er vor allem Menschen mit anhaltenden psychischen Leiden. Angststörungen, pathologische Zwänge und psychosomatische Erkrankungen bilden den Schwerpunkt seiner Praxistätigkeit. Zu seinen therapeutischen Angeboten gehören hauptsächlich klassische und moderne Hypnoseanwendungen, Rückführungen und Reinkarnationstherapie sowie Therapie auf der Zauberwiese und die von ihm selbst entwickelte ***Traumlandtherapie***.

Ausbildungskurse

Ingo Michael Simon bietet regelmäßig Ausbildungskurse zu verschiedenen Hypnoseformen und Themen an. Aktuelle Informationen und Termine finden Sie im Internet auf

www.praxissimon.de.